"十二五"普通高等教育本科国家级规划教材配套教材

国家卫生健康委员会"十四五"规划教材配套教材

全国高等学校配套教材

供八年制及"5+3"一体化临床医学等专业用

神经病学
案例分析与临床思维

主　编　王　伟　罗本燕

副主编　徐广润　田代实

人民卫生出版社

·北　京·

图书在版编目（CIP）数据

神经病学案例分析与临床思维 / 王伟，罗本燕主编 .
北京 ：人民卫生出版社，2024. 7. --（全国高等学校
八年制及"5+3"一体化临床医学专业第四轮规划教材配
套教材）. -- ISBN 978-7-117-36547-5

Ⅰ. R741

中国国家版本馆 CIP 数据核字第 2024AW1439 号

| 人卫智网 | www.ipmph.com | 医学教育、学术、考试、健康，购书智慧智能综合服务平台 |
| 人卫官网 | www.pmph.com | 人卫官方资讯发布平台 |

神经病学案例分析与临床思维

Shenjingbingxue Anli Fenxi yu Linchuang Siwei

主　　编：王　伟　罗本燕
出版发行：人民卫生出版社（中继线 010-59780011）
地　　址：北京市朝阳区潘家园南里 19 号
邮　　编：100021
E - mail：pmph @ pmph.com
购书热线：010-59787592　010-59787584　010-65264830
印　　刷：三河市尚艺印装有限公司
经　　销：新华书店
开　　本：787×1092　1/16　　印张：9
字　　数：230 千字
版　　次：2024 年 7 月第 1 版
印　　次：2024 年 8 月第 1 次印刷
标准书号：ISBN 978-7-117-36547-5
定　　价：42.00 元

打击盗版举报电话：010-59787491　**E-mail**：WQ @ pmph.com
质量问题联系电话：010-59787234　**E-mail**：zhiliang @ pmph.com
数字融合服务电话：4001118166　　**E-mail**：zengzhi @ pmph.com

编　委

（按姓氏笔画排序）

王　伟　华中科技大学同济医学院附属同济医院

王　娜　郑州大学人民医院

王虎清　西安交通大学第二附属医院

毛成洁　苏州大学附属第二医院

田代实　华中科技大学同济医学院附属同济医院

刘玲玉　同济大学附属养志康复医院

江　文　空军军医大学第一附属医院

肖　飞　重庆医科大学附属第一医院

何志义　中国医科大学附属第一医院

张为西　中山大学附属第一医院

林　洁　复旦大学附属华山医院

尚　珂　华中科技大学同济医学院附属同济医院

畅雪丽　山西医科大学第一医院

罗本燕　浙江大学医学院附属第一医院

周国钰　山东大学齐鲁医院

赵海燕　北京大学第三医院

胡盼盼　安徽医科大学第一附属医院

钟　镝　哈尔滨医科大学附属第一医院

秦　川　华中科技大学同济医学院附属同济医院

秦　琪　首都医科大学宣武医院

徐　运　南京大学医学院附属鼓楼医院

徐广润　山东大学齐鲁医院

唐　敏　浙江大学医学院附属第一医院

唐颖馨　华中科技大学同济医学院附属同济医院

康文岩　上海交通大学医学院附属瑞金医院

梁　辉　浙江大学医学院附属第一医院

解文菁　吉林大学第二医院

解媛媛　中南大学湘雅医院

潘晓东　福建医科大学附属协和医院

编写秘书

王　晶　华中科技大学同济医学院附属同济医院

参编教师

（按章节先后排序）

董 强	复旦大学附属华山医院	刘晓燕	浙江大学医学院附属第一医院
骆 翔	华中科技大学同济医学院附属同济医院	刘 萍	浙江大学医学院附属第一医院
		贾龙飞	首都医科大学宣武医院
张桂莲	西安交通大学第二附属医院	郭军红	山西医科大学第一医院
樊东升	北京大学第三医院	李国忠	哈尔滨医科大学附属第一医院
张杰文	郑州大学人民医院	杨 薇	吉林大学第二医院
肖 波	中南大学湘雅医院	汪 凯	安徽医科大学第一附属医院
肖 君	华中科技大学同济医学院附属同济医院	邓艳春	空军军医大学第一附属医院
		刘春风	苏州大学附属第二医院
陈晓春	福建医科大学附属协和医院	靳令经	同济大学附属养志康复医院
彭国平	浙江大学医学院附属第一医院	张林果	同济大学附属养志康复医院

前　言

　　本书编者依据神经病学学习要求,参照执业医师考试范畴,结合目前神经科疾病现状,以发现问题、分析问题和解决问题为主线,编写适用于不同临床场景的经典案例,通过病例分析的学习,使读者对于临床过程中病史采集、体格检查、病历书写、疾病诊疗等内容有初步的认识,帮助掌握神经病学常见病、多发病的诊断和处理流程。

　　本书内容与《神经病学》(第4版)适配,对应其第六至第二十七章,内容涵盖血管性疾病、感染性疾病、脱髓鞘性疾病、运动障碍性疾病、癫痫、头痛、认知障碍性疾病、遗传发育性疾病、运动神经元疾病、神经肌肉疾病等模块。主要采用病例分析的形式,设置疾病背景,模拟临床环境,以案例为线索、以问题为导向,引导读者思考,使读者系统化学习并熟悉疾病的病因、发病机制、临床表现、诊断和鉴别诊断、治疗原则和路径等内容,帮助读者更加深入理解和记忆神经病学基础理论,提高将所学基础知识应用于临床实践的能力,实现基本理论向临床应用的转化,基本知识向临床思维的转化,基本技能向临床能力的转化。同时,案例中穿插部分人文关怀与医患沟通内容,旨在达到专业能力、职业道德和人文素养综合培养的目的。

　　本书编委均为国内教学和临床经验丰富的神经科专家,在图书编写过程中付出了辛勤的劳动和努力。由于学科精深,本书又为首版编写,书中难免有疏漏和不妥之处,望广大读者在使用过程中发现问题及时反馈,以便再版时修正。

王　伟

2024年6月

目　录

第一章　周围神经病 ·· 1
　　病案　进行性肢体麻木、无力的青年女性 ·· 1

第二章　脊髓疾病 ··· 5
　　病案　突发双下肢无力、二便障碍的青年女性 ···································· 5

第三章　脑血管病 ··· 8
　　病案　突发左侧肢体无力的中老年男性 ·· 8

第四章　脑血管病的血管内介入诊断和治疗 ·· 14
　　病案　突然昏迷的冯阿姨 ·· 14

第五章　中枢神经系统感染性疾病 ··· 20
　　病案一　头晕伴步态不稳、肢体抽动的老年女性 ······························· 20
　　病案二　发热伴精神行为异常的青年女性 ··· 24

第六章　中枢神经系统脱髓鞘疾病 ··· 29
　　病案一　反复肢体麻木无力的王阿姨 ··· 29
　　病案二　视力下降、偏身无力的女生 ··· 35

第七章　自身免疫性脑炎 ·· 41
　　病案　精神逐渐失控的青年女性 ··· 41

第八章　运动障碍性疾病 ·· 45
　　病案一　僵住了的周阿姨 ·· 45
　　病案二　反复震颤的老年女性 ·· 51

第九章　癫痫 ·· 55
　　病案　反复四肢抽搐的青年男性 ··· 55

第十章　头痛 ·· 61
　　病案　反复头痛的中年女性 ·· 61

第十一章　认知障碍性疾病 ··· 67
　　病案一　进行性记忆力下降的中年男性 ·· 67

　病案二　右侧肢体无力 1 年,记忆力减退的老年女性⋯⋯⋯⋯⋯⋯⋯⋯⋯⋯⋯⋯⋯⋯76

第十二章　运动神经元病⋯⋯⋯⋯⋯⋯⋯⋯⋯⋯⋯⋯⋯⋯⋯⋯⋯⋯⋯⋯⋯⋯⋯⋯⋯81
　病案　进行性右手无力萎缩伴言语含糊的中年男性⋯⋯⋯⋯⋯⋯⋯⋯⋯⋯⋯⋯⋯⋯81

第十三章　神经系统遗传性疾病⋯⋯⋯⋯⋯⋯⋯⋯⋯⋯⋯⋯⋯⋯⋯⋯⋯⋯⋯⋯⋯⋯86
　病案　言语含糊的年轻人⋯⋯⋯⋯⋯⋯⋯⋯⋯⋯⋯⋯⋯⋯⋯⋯⋯⋯⋯⋯⋯⋯⋯⋯86

第十四章　神经系统发育异常性疾病⋯⋯⋯⋯⋯⋯⋯⋯⋯⋯⋯⋯⋯⋯⋯⋯⋯⋯⋯⋯90
　病案　走路不稳的青年女性⋯⋯⋯⋯⋯⋯⋯⋯⋯⋯⋯⋯⋯⋯⋯⋯⋯⋯⋯⋯⋯⋯⋯90

第十五章　神经-肌肉接头和肌肉疾病⋯⋯⋯⋯⋯⋯⋯⋯⋯⋯⋯⋯⋯⋯⋯⋯⋯⋯⋯94
　病案　交替性眼睑下垂的青年女性⋯⋯⋯⋯⋯⋯⋯⋯⋯⋯⋯⋯⋯⋯⋯⋯⋯⋯⋯⋯94

第十六章　自主神经系统疾病⋯⋯⋯⋯⋯⋯⋯⋯⋯⋯⋯⋯⋯⋯⋯⋯⋯⋯⋯⋯⋯⋯⋯99
　病案　手指受凉变色的青年女性⋯⋯⋯⋯⋯⋯⋯⋯⋯⋯⋯⋯⋯⋯⋯⋯⋯⋯⋯⋯⋯99

第十七章　神经系统副肿瘤综合征⋯⋯⋯⋯⋯⋯⋯⋯⋯⋯⋯⋯⋯⋯⋯⋯⋯⋯⋯⋯104
　病案　言语不清伴步态不稳的中年女性⋯⋯⋯⋯⋯⋯⋯⋯⋯⋯⋯⋯⋯⋯⋯⋯⋯104

第十八章　神经系统疾病相关的精神障碍⋯⋯⋯⋯⋯⋯⋯⋯⋯⋯⋯⋯⋯⋯⋯⋯⋯108
　病案　坐立难安的中年男性⋯⋯⋯⋯⋯⋯⋯⋯⋯⋯⋯⋯⋯⋯⋯⋯⋯⋯⋯⋯⋯⋯108

第十九章　睡眠障碍⋯⋯⋯⋯⋯⋯⋯⋯⋯⋯⋯⋯⋯⋯⋯⋯⋯⋯⋯⋯⋯⋯⋯⋯⋯⋯112
　病案　白日思睡的青年男性⋯⋯⋯⋯⋯⋯⋯⋯⋯⋯⋯⋯⋯⋯⋯⋯⋯⋯⋯⋯⋯⋯112

第二十章　神经系统危重症监测与治疗⋯⋯⋯⋯⋯⋯⋯⋯⋯⋯⋯⋯⋯⋯⋯⋯⋯⋯116
　病案　频繁发作性抽搐的女童⋯⋯⋯⋯⋯⋯⋯⋯⋯⋯⋯⋯⋯⋯⋯⋯⋯⋯⋯⋯⋯116

第二十一章　内科疾病神经系统并发症⋯⋯⋯⋯⋯⋯⋯⋯⋯⋯⋯⋯⋯⋯⋯⋯⋯⋯121
　病案　行为异常的老年男性⋯⋯⋯⋯⋯⋯⋯⋯⋯⋯⋯⋯⋯⋯⋯⋯⋯⋯⋯⋯⋯⋯121

第二十二章　神经系统疾病的康复⋯⋯⋯⋯⋯⋯⋯⋯⋯⋯⋯⋯⋯⋯⋯⋯⋯⋯⋯⋯125
　病案　右肢不利索的王婆婆⋯⋯⋯⋯⋯⋯⋯⋯⋯⋯⋯⋯⋯⋯⋯⋯⋯⋯⋯⋯⋯⋯125

参考文献⋯⋯⋯⋯⋯⋯⋯⋯⋯⋯⋯⋯⋯⋯⋯⋯⋯⋯⋯⋯⋯⋯⋯⋯⋯⋯⋯⋯⋯⋯⋯⋯132

第一章

周围神经病

病案　进行性肢体麻木、无力的青年女性

一、案例分析

【病史摘要】患者,女,24 岁,进行性四肢麻木、无力 14 天,加重伴吞咽困难 2 天。14 天前开始出现四肢肢体远端麻木感。9 天前出现四肢无力,表现为梳头、洗头较以前费力,上楼困难,伴有步态不稳,无踩棉花感,持筷、端碗尚可。无力程度逐渐加重,麻木感向肢体近端发展。2 天前,患者平路行走困难,双上肢上举异常费力,同时伴吞咽费力、言语含糊,饮水偶有呛咳。发病前 2 周患者有腹泻史,每天 4~7 次,呈水样便,伴腹痛、恶心、呕吐,持续 2~4 天。病程中无肢体疼痛、胸腹部束带感,无复视、癫痫发作,无异常出汗、体位性头晕。近 2 周体质量无变化,近 3 天解大小便较前费力。

既往体健,无疫苗接种史。否认特殊疾病史和特殊用药史,否认毒物接触史,否认相关家族史,否认酗酒史及家族遗传史。

【体格检查】神清,对答可,言语不清晰,情绪低落。抬头肌力 3 级,眼球向各方向活动正常,闭目、鼓气力差。面部针刺觉无异常,伸舌居中,软腭上抬弱,咽反射减弱。双上肢近端肌力 3 级、远端 5 级,双下肢近端肌力 3$^+$级、远端 5 级,双腕关节以下振动觉、针刺觉减退,膝以下振动觉、针刺觉减退,四肢腱反射消失,双侧病理征阴性,脑膜刺激征阴性。无肌肉萎缩。

【定位诊断思路】(图 1-1)

【定性诊断与鉴别诊断】(图 1-2)

【辅助检查】

1. 神经传导速度+肌电图检查:多发性周围神经损害,运动和感觉神经髓鞘伴轴索损害。

2. 脑脊液检查:细胞数 1 个,蛋白 1 499mg/L,糖、氯水平正常。

3. 抗 GM1、GQ1b、GD1a 等抗体阴性,结旁区抗体(NF186、NF155、CNTN1、Caspr 1)及抗 MAG 抗体阴性。

4. 血常规、CRP、PCT 正常,T-spot 阴性,莱姆病抗体阴性,梅毒抗体阴性,HIV 抗体阴性。

5. 风湿免疫抗体阴性。

6. 微量元素水平、腺体激素水平正常。

7. 脊髓 MRI 未见异常。

【最终诊断】患者青年女性,急性起病,2 周达病情高峰,发病前曾有腹泻病史,病史及查体提示周围神经病变,肌电图结果提示多发性周围神经损伤,以髓鞘损害为主,脑脊液检查提示细胞-蛋白分离,故诊断为吉兰-巴雷综合征。予以静脉滴注丙种球蛋白治疗。2 周后,患者四肢力气开始恢复,2 个月后四肢近端肌力恢复至 4 级,无明显吞咽困难,构音清晰,麻木感无

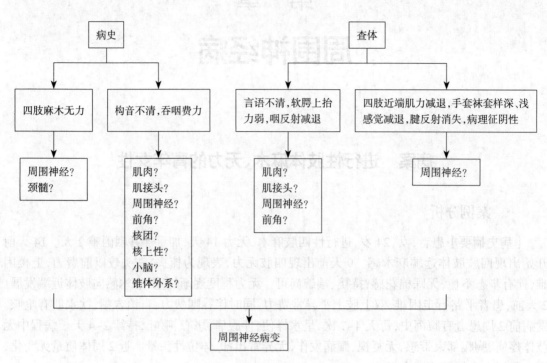

图1-1   病案的定位诊断思路

青年女性,亚急性起病,病程2周,进行性加重

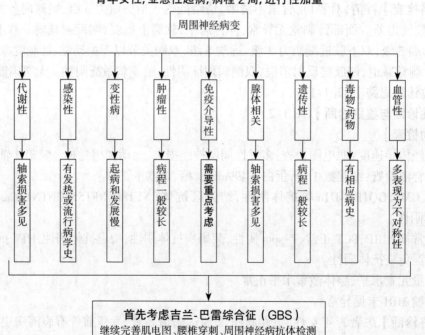

图1-2   病案的定性诊断与鉴别诊断

明显好转。

最终诊断:吉兰-巴雷综合征(GBS)[急性炎症性脱髓鞘性多发性神经病(AIDP)]。

二、临床思维训练

(一)周围神经病的常见临床表现

周围神经损害可有许多症状和体征,多与其损害的周围神经类型相关,即感觉性、运动性、混合性和自主神经性。感觉障碍主要表现为感觉缺失、感觉异常、疼痛、感觉性共济失调。运动障碍主要包括刺激症状和缺损症状;刺激症状主要表现为肌束震颤、肌纤维颤搐、痛性痉挛等;缺损症状包括肌力减退、肌肉萎缩等。自主神经损害常表现为无汗、体位性低血压、性功能障碍等。此外,周围神经损害常伴有腱反射消失或减退。

(二)吉兰-巴雷综合征前驱感染是否常见

约 2/3 的患者有呼吸道或胃肠道前驱感染病史。弯曲杆菌感染是最常见的吉兰-巴雷综合征诱因,可见于多达 30% 的病例。其他诱因包括巨细胞病毒、EB 病毒等其他病毒感染。目前认为,前驱感染引起免疫反应,通过分子模拟作用机制,使得机体免疫系统与周围神经成分发生交叉反应,最终引起急性多发性神经病。亦有疫苗接种后出现吉兰-巴雷综合征的报道。

(三)吉兰-巴雷综合征的分类

吉兰-巴雷综合征分类见图 1-3。

(四)吉兰-巴雷综合征的诊断和鉴别诊断

吉兰-巴雷综合征诊断思路见图 1-4。

国际较为广泛应用的诊断标准主要基于美国国家神经系统疾病与脑卒中研究所(National Institute of Neurological Disorders and Stroke,NINDS)于 1978 年提出的吉兰-巴雷综合征的诊断标准。我国 2019 年《中国吉兰-巴雷综合征诊治指南》推荐诊断标准为:依据吉兰-巴雷综合

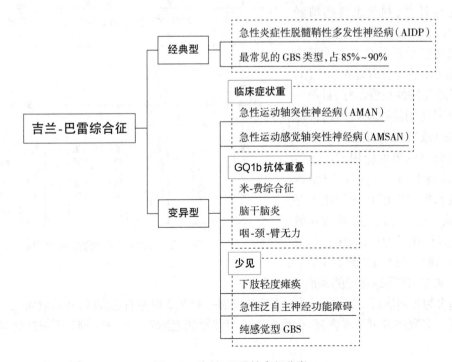

图 1-3 吉兰-巴雷综合征分类

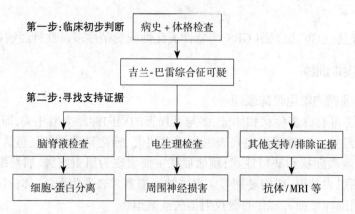

第一步:临床初步判断　病史 + 体格检查

吉兰-巴雷综合征可疑

第二步:寻找支持证据

| 脑脊液检查 | 电生理检查 | 其他支持/排除证据 |

| 细胞-蛋白分离 | 周围神经损害 | 抗体/MRI 等 |

图 1-4　吉兰-巴雷综合征诊断思路

征不同亚型的临床表现及辅助检查确定。

吉兰-巴雷综合征的鉴别诊断如下所述。

1. 其他导致周围神经病的病因,如慢性炎症性脱髓鞘性多发性神经病(尤其是 A-CIDP)、中毒性周围神经病、血管炎、莱姆病、卟啉病、结节病、副肿瘤疾病及危重病所致的急性多发性神经病。

2. 脊髓相关病变。

3. 前角疾病,如运动神经元病。

4. 神经-肌肉接头和肌肉肌病。

(五) 吉兰-巴雷综合征的治疗

对于吉兰-巴雷综合征,首先需要进行综合评估,判断患者病情轻重程度,并根据患者延髓功能受累、呼吸通气功能受累以及自主神经功能受累情况评估是否需要 ICU 收治。

对于原发病的免疫治疗,目前一般推荐早期使用静脉注射用丙种球蛋白(IVIg)或者血浆置换(PE)。由于多项研究显示单独应用糖皮质激素无效,或者 IVIg 联用糖皮质激素使用疗效和单独应用 IVIg 相比不存在差异,故一般不建议使用糖皮质激素。但因我国国情原因,临床上可适当选择应用糖皮质激素(图 1-5)。

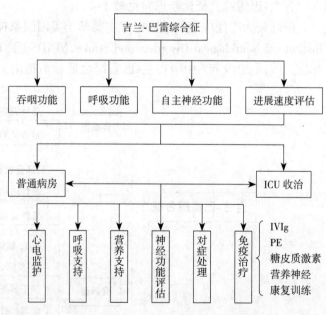

图 1-5　吉兰-巴雷综合征治疗流程

(六) 吉兰-巴雷综合征的预后

本病多为单向程,具有自限性。本病的发展一般在 2 周左右达高峰,随后数周或数月开始逐渐恢复。多数患者可基本恢复,少数患者遗留神经功能障碍。约 3% 较为严重的病例死亡。

(董　强　林　洁)

第二章

脊 髓 疾 病

病案 突发双下肢无力、二便障碍的青年女性

一、案例分析

【病史摘要】患者,女,32岁,以"双下肢无力伴二便障碍4天"为主诉就诊。患者4天前无诱因出现前胸后背部疼痛伴束带感,随后出现双下肢无力,二便障碍,于外院就诊查血钾3.5mmol/L。无呼吸困难,无发热。否认特殊疾病史和特殊用药史,否认毒物接触史,否认相关家族史。

【体格检查】神志清楚,语言清晰,对答切题,定向力、记忆力和计算力可。双侧瞳孔等大等圆,直径3.0mm,对光反射灵敏,眼球活动可,其他脑神经检查未见异常。左下肢肌力0级,右下肢肌力1级,双上肢肌力5级。双侧肱二头肌反射(++/++),双侧膝腱反射(-/-),双侧巴宾斯基征(-)。T_5~T_6平面以下痛觉减退,深感觉正常。

【定位诊断思路】(图2-1)

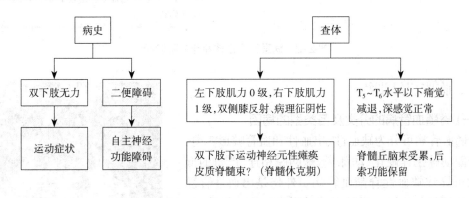

图2-1　病案的定位诊断思路

【定性诊断与鉴别诊断】(图2-2)

【辅助检查】

患者行脊髓MRI检查,显示胸段脊髓内长T_1、T_2信号病灶,轴位相呈"猫头鹰眼征"(图2-3)。

【最终诊断】患者青年女性,急性起病,双下肢无力、二便障碍,伴胸段根性疼痛。脊髓MRI显示胸段脊髓内长T_1、T_2信号病灶,轴位相呈"猫头鹰眼征"。给予改善循环等对症支持治疗,患者症状逐渐好转。出院3个月后复诊,查体提示双上肢肌力5级,双下肢肌力3~4级(肌力有恢复),T_6~T_7以下痛觉减退(感觉平面降低),患者症状明显改善。

最终诊断:脊髓梗死(脊髓前动脉综合征)。

青年女性,急性起病,双下肢无力、二便障碍,伴胸段根性疼痛

```
急性双下肢瘫痪的定性诊断与鉴别诊断
```

脊髓疾病

其他疾病

脊髓血管病
急性起病,脊髓病变症状在数分钟或数小时达高峰,脊髓前动脉闭塞常引起突发病变水平的相应节段根性疼痛或弛缓性瘫痪,脊髓休克期过后转为痉挛性瘫痪,痛温觉消失而深感觉存在,二便障碍较明显。本例患者症状符合该诊断

低钾性周期性麻痹?
可呈急性发病,数小时达高峰,饱餐、酗酒、剧烈运动、过劳等可成为此病诱因,表现为四肢及躯干弛缓性瘫痪,肌无力常由双下肢开始,后延及双上肢。本病例血钾水平正常,不支持该诊断

急性脊髓炎?
通常表现为急性起病的横贯性脊髓损害,病前多有感染史或疫苗接种史。本例不支持该诊断

血管性间歇性跛行?
该病表现为下肢间歇性疼痛、无力、苍白、皮肤温度降低、足背动脉搏动减弱或消失。本例患者的表现不支持该诊断

脊髓占位性病变?
脊髓占位性病变往往起病隐袭,症状逐渐加重。本例患者起病急骤,且脊髓MRI不支持该诊断

马尾性间歇性跛行?
由腰椎管狭窄所致,常有腰骶区疼痛,行走后症状加重,休息后减轻或消失,腰前屈时症状可减轻,后仰时则加重,感觉症状比运动症状重等,本例不支持该诊断

图2-2　病案的定性诊断与鉴别诊断

二、临床思维训练

(一)脊髓血管病的分类及各类型的病因

脊髓血管病可分为缺血性、出血性和血管畸形3类。

脊髓动脉粥样硬化、动脉炎、蛛网膜粘连、严重的低血压均可导致缺血性脊髓血管病。外伤是出血性脊髓血管病最常见的病因。脊髓血管畸形常以病变压迫、凝血、血栓形成及出血导致脊髓功能受损,常合并有皮肤血管瘤、颅内血管畸形和椎体血管畸形等。

(二)脊髓缺血的病理特点及脊髓前动脉综合征的发病节段

脊髓对缺血耐受较强,轻度间歇性供血不足不会造成脊髓明显损害,完全缺血15分钟以上方可造成脊髓不可逆损伤。脊髓前动脉血栓形成常见于胸段,此段是脊髓血供的薄弱区;脊髓后动脉左、右各1条,其血栓形成非常少见。脊髓梗死可导致神经细胞变性、坏死,组织疏松,血管周围淋巴细胞浸润,晚期血栓机化被纤维组织取代,并有血管再通。

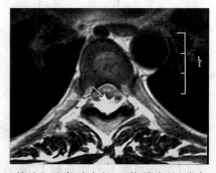

"箭头"示脊髓内长 T_2 信号病灶,类似"猫头鹰眼"

图2-3　本例患者脊髓MRI图像(T_2加权轴位相)

脊髓前动脉血栓形成常见于胸段。

(三) 脊髓前动脉综合征的临床表现

脊髓前动脉综合征通常卒中样起病,脊髓病变症状在数分钟或数小时达高峰,部位以中胸段或下胸段多见。首发症状常为突发病变水平的相应节段根性疼痛或弛缓性瘫痪,脊髓休克期过后转为痉挛性瘫痪,痛温觉消失而深感觉存在,二便障碍较明显,即脊髓前 2/3 综合征。

(四) 辅助检查对于脊髓血管病的诊断意义

1. 腰椎穿刺 椎管内出血脑脊液压力增高,血肿形成可造成椎管内不同程度阻塞,使蛋白增高,蛛网膜下腔出血则呈均匀一致血性脑脊液。

2. CT CT 平扫对于缺血性脊髓血管病多无特殊意义。对于出血性脊髓血管病,CT 检查可显示出血部位高密度影。对于脊髓血管畸形,CT 检查可显示脊髓局部增粗、出血等,增强后可发现血管畸形。

3. MRI 缺血性脊髓血管病典型的脊髓前动脉梗死病例,起病后数日,脊髓 MRI 可发现以前角为中心的长 T_1、T_2 信号,轴位形状类似"猫头鹰眼",注射钆造影剂可见病灶轻度强化。脊髓后动脉梗死时,在脊髓背侧可以看到长 T_1、T_2 信号。发病数小时或 1 天内脊髓 MRI 检查往往正常,数周后脊髓软化、病灶处塌陷,MRI 可显示脊髓变细。

出血性脊髓血管病血肿部位的 MRI 表现与脑出血的 MRI 相似。急性期时病灶呈等 T_1、T_2 信号,亚急性期时呈短 T_1 信号,慢性期时由于含铁血黄素的沉积,呈长 T_1、短 T_2 信号。

4. 脊髓血管造影 脊髓血管 CTA 和 MRA 价格低廉,能初步诊断脊髓血管畸形的亚型,显示脊髓血管畸形的供血动脉和引流静脉。例如,脊髓血管 CTA 可以显示脊髓内迂曲增粗的异常血管。

另外,选择性脊髓动脉造影是目前确诊和分类脊髓血管病的最佳方法,可明确区分脊髓血管畸形的类型,显示畸形血管的大小、范围和与脊髓的关系,有助于指导治疗。

(五) 脊髓血管病的治疗原则

缺血性脊髓血管病的治疗原则与缺血性脑血管病的相似,低血压者应纠正血压,应用血管扩张药及促进神经功能恢复的药物,疼痛时给予镇静止痛药。硬膜外或硬膜下血肿,应紧急手术以清除血肿,解除对脊髓的压迫,显微手术切除畸形血管。脊髓蛛网膜下腔出血的治疗原则与脑脊髓蛛网膜下腔出血的相同。截瘫患者应避免压力性损伤和尿路感染。病情稳定者应尽早开始康复训练。

(何志义)

第三章

脑 血 管 病

病案 突发左侧肢体无力的中老年男性

一、案例分析

【病史摘要】患者,男,60岁,突发左侧肢体无力麻木1小时。患者1小时前在行走时突然出现左侧肢体无力,随即倒地,伴左侧肢体麻木和口角向右侧歪斜。否认头晕、头痛、恶心、呕吐等伴随症状。3天前有类似左侧肢体无力发作,大约15分钟后缓解。有高血压、糖尿病病史,服药不规律,血压控制一般。否认烟酒史。患者父母均有高血压病史。否认其他慢性疾病病史。

【体格检查】

1. 生命体征和身高、体质量 体温36.6℃,血压175/95mmHg,脉搏98次/分;身高170cm(BMI 30.4kg/m²);体质量88kg。

2. 基本查体 头、眼、耳、鼻、喉:正常。甲状腺:大小正常,无肿块或增生。胸部:听诊和叩诊清音;心率与节律规则;乳房:正常。腹部:柔软,无压痛。

3. 神经系统阳性及主要阴性体征 神志清楚,对答切题,语言含糊,左侧中枢性面舌瘫,左侧偏瘫、偏身感觉障碍。左侧上下肢肌力3级、肌张力增高,左侧上下肢腱反射亢进(++++),左侧霍夫曼征(+)、罗索利莫征(+)、巴宾斯基征(+)。无眼球凝视,无共济失调,脑膜刺激征阴性。

4. 美国国立卫生研究院脑卒中量表(National Institutes of Health Stroke Scale,NIHSS)评分8分。

【定位诊断思路】(图3-1)

【定性诊断与鉴别诊断】(图3-2)

【最终诊断】患者到达医院时在阿替普酶的静脉溶栓时间窗内,排除禁忌证后,首选阿替普酶静脉溶栓治疗,须告知患者及其家属并签署知情同意书。若急诊头颈CTA显示大血管狭窄,可考虑血管介入治疗。其他可予以神经细胞保护治疗、康复治疗等。长期预防复发需行脑血管病二级预防治疗:包括抗血小板药物和他汀类药物的运用,危险因素的控制等。

最终诊断:①急性脑梗死;②高血压病2级,很高危组;③2型糖尿病。TOAST分型:大动脉粥样硬化型。

二、临床思维训练

(一) 脑梗死的分型

脑梗死最常依据发病机制分类。当前国际广泛使用的TOAST分型,将脑梗死分为五型:大动脉粥样硬化型、心源性栓塞型、小动脉闭塞型、其他明确病因型和不明原因型(图3-3)。

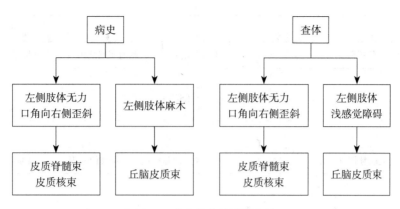

图 3-1 病案的定位诊断思路

中老年男性,卒中样起病,表现为左侧偏瘫和左侧感觉障碍以及左侧中枢性面舌瘫

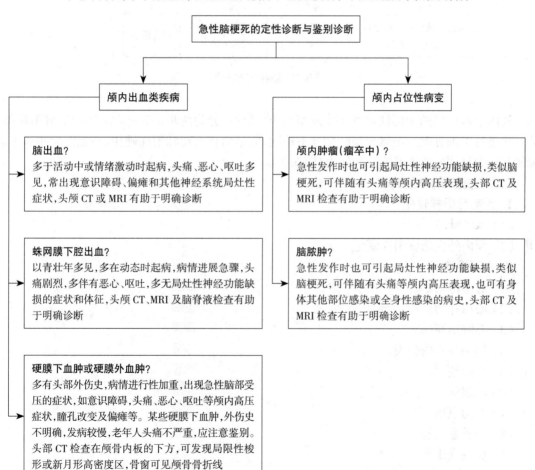

图 3-2 病案的定性诊断与鉴别诊断

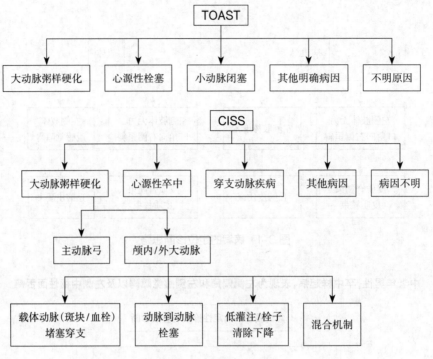

图 3-3　脑梗死的分型

　　我国学者提出的中国缺血性卒中亚型（CISS 分型）分为两步，第一步与 TOAST 分型相似，第二步进行了细分类。虽然分型标准并不相同，但是均将大动脉粥样硬化、心源性栓塞和小动脉闭塞作为脑梗死最主要的三种病因（图 3-3）。

　　（二）脑梗死的常见病因

　　1. 大动脉粥样硬化

　　（1）主动脉弓。

　　（2）颅内外大动脉粥样硬化。

　　2. 心源性栓塞

　　（1）心房颤动。

　　（2）心房扑动。

　　（3）心脏瓣膜病。

　　（4）感染性心内膜炎。

　　（5）心肌梗死。

　　（6）心肌病。

　　（7）心力衰竭。

　　（8）心脏黏液瘤。

　　（9）卵圆孔未闭。

　　3. 小动脉闭塞

　　（1）散发性脑小血管病（高血压相关脑小血管病等）。

　　（2）遗传性脑小血管病（CADASIL 等）。

　　（3）血管炎。

4. 其他明确病因

（1）动脉夹层。

（2）烟雾病。

（3）遗传性易栓症。

（4）自身免疫性疾病（SLE、干燥综合征等）。

（5）遗传代谢性疾病（MELAS、Fabry 病等）。

（6）获得性高凝状态。

5. 不明原因 略。

（三）脑梗死的诊断流程

脑梗死的诊断流程，见图 3-4。

（四）发病 3 小时内静脉溶栓需具备的条件和禁忌证

1. 静脉溶栓需具备的条件

（1）年龄≥18 岁。

（2）发病 4.5 小时以内（rt-PA）或 6 小时内（尿激酶）。

（3）诊断为急性缺血性脑卒中，具有明确的神经功能缺损。

（4）脑 CT 已排除颅内出血。

（5）患者或家属签署知情同意书。

2. 静脉溶栓 3 小时内禁忌证

（1）既往和现有颅内出血。

（2）近 3 个月内有严重头颅外伤史或脑梗死病史。

（3）颅内肿瘤、巨大颅内动脉瘤。

（4）近期（3 个月）有颅内或椎管内手术史。

（5）近 2 周内有大型外科手术。

（6）近 3 周内有胃肠或泌尿系统出血。

（7）伴有活动性内脏出血。

（8）主动脉弓夹层。

（9）近 1 周内有不易压迫止血部位的动脉穿刺。

（10）血压升高：收缩压≥180mmHg 或舒张压≥100mmHg，或在时间窗内不能安全控制在要求范围。

（11）急性出血倾向：血小板计数<100×10^9/L 或其他情况；24 小时内已口服抗凝药，且 INR>1.7 或凝血酶原时间>15 秒；48 小时内使用凝血酶抑制剂或 Xa 因子抑制剂，或各种实验室指标（如 APTT、INR、血小板计数、ECT、TT 或 Xa 因子活性测定）异常。

（12）血糖<2.8mmol/L 或>22.22mmol/L。

（13）CT 或 MRI 显示脑梗死范围>1/3 大脑中动脉供血区。

3. 静脉溶栓 3 小时内相对禁忌证

（1）轻型非致残性卒中。

（2）症状迅速改善的卒中。

（3）惊厥发作后出现的神经功能损害（与本次卒中发生相关）。

（4）颅外段颈部动脉夹层。

（5）近 2 周内严重外伤（未伤及头颅）。

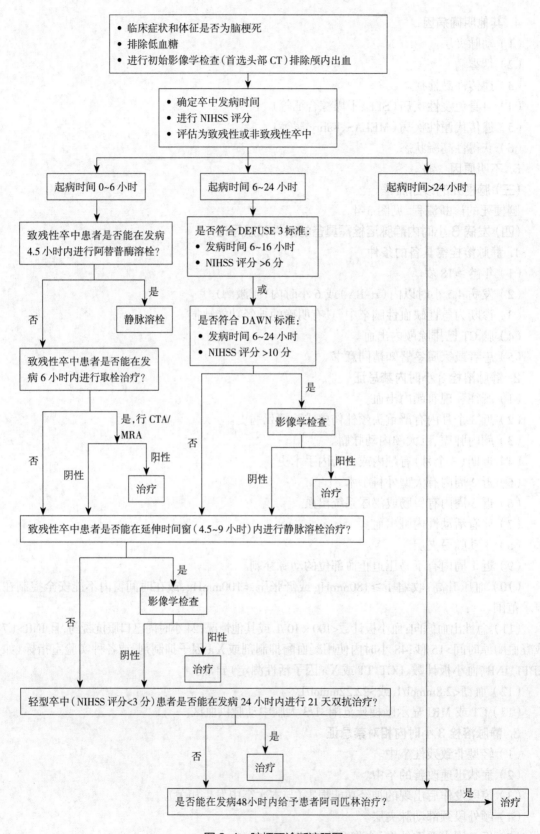

图 3-4 脑梗死诊断流程图

（6）近3个月内急性心肌梗死史。

（7）孕产妇。

（8）痴呆。

（9）既往疾病遗留较重神经功能缺损。

（10）未破裂且未经治疗的动静脉畸形、颅内小动脉瘤（<10mm）。

（11）少量脑内微出血（1~10个）。

（12）使用违禁药物。

（13）类卒中。

（骆 翔 尚 珂）

第四章

脑血管病的血管内介入诊断和治疗

病案 突然昏迷的冯阿姨

一、案例分析

【病史摘要】 冯某,女,51岁,头晕、意识不清2小时。2小时前,患者在跳广场舞过程中突然出现头晕、恶心、视物摇晃,继之出现意识不清,摔倒在地,唤之无反应,无肢体抽搐、大小便失禁、牙关紧咬、呕吐、全身冷汗、脸色苍白、四肢发凉。症状持续无缓解,120急诊送入医院。头颅CT未见明显异常,测血糖为5.8mmol/L。既往有风湿性心脏病史,心房颤动15年,未用药物治疗。无其他慢性疾病史,无过敏史,无明确家族病史和中毒史。

【体格检查】 体温36.8℃,脉搏82次/分,呼吸23次/分,血压150/90mmHg,体质量50kg。昏迷(GCS评分7分:E1V2M4),口唇红润,鼾声。颈软,克尼格征阴性。双眼垂直眼震,双侧瞳孔不等(左2.0mm,右4.0mm),对光反射迟钝。心率110次/分,律绝对不齐,二尖瓣听诊区闻及舒张期隆隆样杂音。肺腹未见明显异常。四肢肌力减弱(强烈刺激后四肢可见收缩),肌张力正常,四肢腱反射对称(+),双侧巴宾斯基征(+)。

【定位诊断思路】(图4-1)

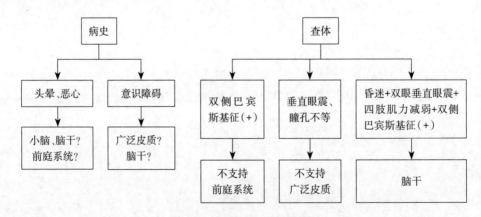

图4-1 病案的定位诊断思路

【定性诊断与鉴别诊断】(图4-2)

【最终诊断】 患者入院后进一步行头颅DWI检查,显示脑干、双侧小脑及双侧丘脑新发脑梗死。血常规、凝血功能、肝功能、肾功能等血液检测正常。于发病2.5小时给予rt-PA 45mg静脉溶栓治疗。发病3.5小时症状仍无缓解,脑血管造影显示:基底动脉闭塞。立即给予动脉取栓治疗(图4-3)。在发病4.5小时成功取出基底动脉内的血栓,患者意识逐渐恢复。

患者既往有风湿性心脏病,急性起病,头晕后出现昏迷,双侧巴宾斯基征阳性,头颅 CT 未见异常

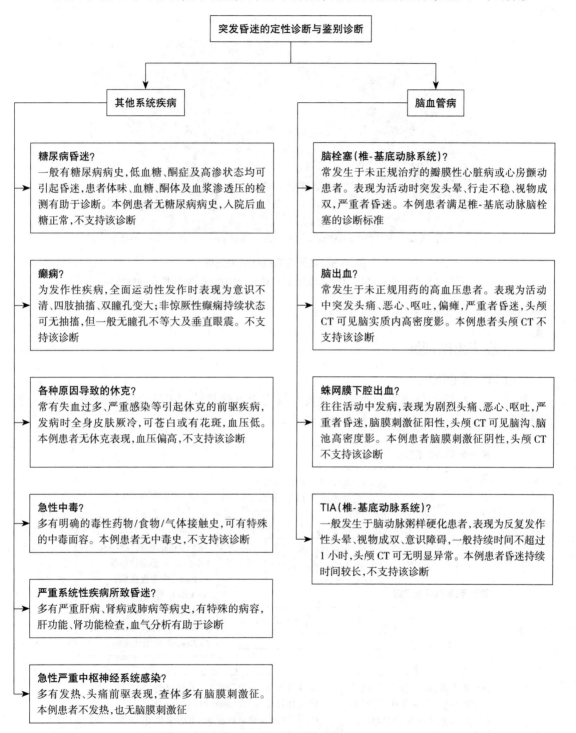

图 4-2 病案的定性诊断与鉴别诊断

术后复查头颅 CT 未见出血，给予抗凝、自由基清除剂脑保护、活血化瘀中药及康复治疗。病情逐渐好转，于入院第 10 天完全康复出院，嘱长期抗凝治疗，严密监测全身出血症状及凝血功能变化。

基底动脉
中远段闭塞
基底动脉
闭塞段再通

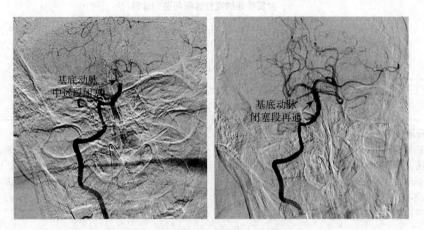

图 4-3　本例患者取栓造影图像

发病 4.5 小时通过动脉取栓术取出基底动脉内的血栓，恢复基底动脉血流

最终诊断：脑栓塞（椎-基底动脉系统）。

二、临床思维训练

（一）昏迷诊断流程

昏迷（coma）指各种病因导致的大脑皮质及皮质下网状结构发生高度抑制而造成的一种严重意识障碍。其基本诊断流程如下所示（图 4-4）：

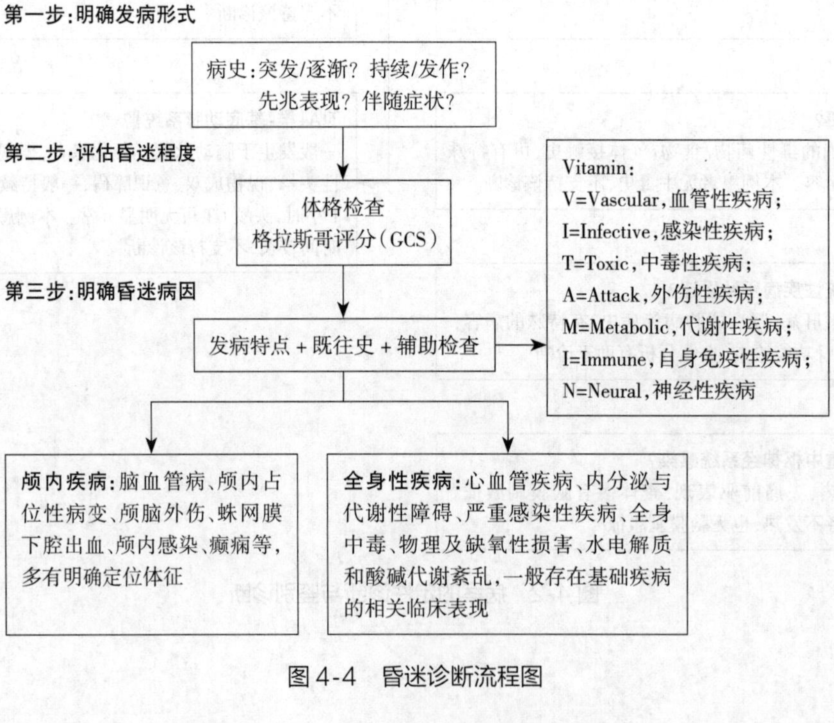

第一步：明确发病形式
病史：突发/逐渐？持续/发作？
先兆表现？伴随症状？
第二步：评估昏迷程度
体格检查
格拉斯哥评分（GCS）
第三步：明确昏迷病因
发病特点＋既往史＋辅助检查
Vitamin：
V=Vascular，血管性疾病；
I=Infective，感染性疾病；
T=Toxic，中毒性疾病；
A=Attack，外伤性疾病；
M=Metabolic，代谢性疾病；
I=Immune，自身免疫性疾病；
N=Neural，神经性疾病
颅内疾病：脑血管病、颅内占位性病变、颅脑外伤、蛛网膜下腔出血、颅内感染、癫痫等，多有明确定位体征
全身性疾病：心血管疾病、内分泌与代谢性障碍、严重感染性疾病、全身中毒、物理及缺氧性损害、水电解质和酸碱代谢紊乱，一般存在基础疾病的相关临床表现

图 4-4　昏迷诊断流程图

（二）脑血管病的分类

脑血管疾病是发生在脑部血管,因颅内血液循环障碍而造成脑组织损害的一组疾病,又称"脑血管意外""脑卒中"和"脑中风"。中华医学会神经病学分会和中华医学会神经病学分会脑血管病学组制定的中国脑血管疾病分类(2015),将脑血管疾病分为13大类,概述如下:

1. 缺血性脑血管病

（1）短暂性脑缺血发作（TIA）。

1）颈动脉系统。

2）椎-基底动脉系统。

（2）脑梗死。

1）大动脉粥样硬化性脑梗死。

2）脑栓塞。

3）小动脉闭塞性脑梗死。

4）脑分水岭脑梗死。

5）出血性脑梗死。

6）其他原因所致脑梗死。

7）原因未明脑梗死。

（3）脑动脉盗血综合征。

（4）慢性脑缺血。

2. 出血性脑血管病

（1）蛛网膜下腔出血。

1）动脉瘤破裂。

2）脑血管畸形。

3）中脑周围非动脉瘤性蛛网膜下腔出血。

4）其他原因(烟雾病、夹层动脉瘤、颅内静脉系统血栓形成、血液病、抗栓治疗并发症等)。

（2）脑出血。

1）高血压脑出血。

2）脑血管畸形或动脉瘤脑出血。

3）淀粉样脑血管病脑出血。

4）药物性脑出血(溶栓、抗栓治疗及应用可卡因等)。

5）瘤卒中。

6）脑动脉炎脑出血。

7）其他原因脑出血(烟雾病、夹层动脉瘤、颅内静脉系统血栓形成、血液病等)。

（3）其他颅内出血。

3. 头颈部动脉粥样硬化、狭窄或闭塞（未导致脑梗死）

4. 高血压脑病

5. 颅内动脉瘤

6. 颅内血管畸形

7. 脑血管炎

8. 其他脑血管疾病

9. 颅内静脉系统血栓形成

10. 无急性局灶性神经功能缺损症状的脑血管病

11. 脑卒中后遗症

12. 血管性认知障碍

13. 脑卒中后情感障碍

（三）脑动脉的组成及供血范围

脑动脉的组成及供血范围见图 4-5。

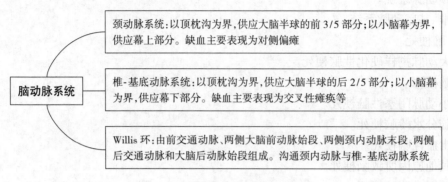

图 4-5　脑动脉的组成及供血范围

（四）椎-基底动脉系统脑梗死的临床表现

椎-基底动脉系统主要供应大脑的枕叶、小脑、脑干、丘脑等部位。该动脉系统脑梗死的主要临床表现见表 4-1。

表 4-1　椎-基底动脉系统脑梗死的主要临床表现

梗死部位	主要临床表现
枕叶	病变对侧双眼同向偏盲
丘脑	病变对侧偏身痛觉减退
小脑	头晕，共济失调
脑干	临床表现多样，典型表现为眼球运动障碍、四肢瘫痪、交叉瘫痪、交叉性感觉障碍，部分出现昏迷、瞳孔大小不对称、眼球震颤及共济失调等
延髓背外侧综合征（wallenberg syndrome）	小脑后下动脉闭塞引起：①神经脊髓束、三叉神经脊束核和脊髓丘脑束损伤：病侧面部和对侧躯干及肢体痛、温觉障碍，即交叉性感觉障碍。②疑核损伤：病侧软腭麻痹、构音及吞咽障碍，咽反射减弱或丧失。③前庭神经下核损伤：眩晕、恶心、呕吐及眼球震颤。④网状结构交感神经下行纤维损伤：病灶侧不全型 Horner 征，主要表现为瞳孔小和/或眼睑轻度下垂。⑤前后脊髓小脑束和绳状体损伤：同侧肢体和躯干共济失调
闭锁综合征（locked-in syndrome）	基底动脉脑桥分支双侧闭塞，导致脑桥基底部双侧梗死，又称"去传出状态、假性昏迷、脑桥腹侧综合征和脑延髓脊髓失联"：①意识清楚，能听懂别人讲话，明白问话，可用睁、闭眼或眼球活动示意回答。②四肢瘫痪，双侧病理反射阳性。③对疼痛刺激及声音能感知，听力正常，偶有偏身感觉障碍，刺激肢体可出现去脑强直
大脑脚综合征（weber syndrome）	病变位于中脑大脑脚底腹侧部，损害锥体束和动眼神经：交叉性瘫痪，同侧动眼神经麻痹，对侧偏瘫（包括中枢性面瘫和舌瘫）
基底动脉尖综合征（top of basilar syndrome）	基底动脉尖端栓塞导致基底动脉远端、大脑后动脉和小脑上动脉供血区域（中脑、丘脑、小脑上部、颞叶内侧和枕叶）梗死：眼球运动障碍，瞳孔异常，觉醒和行为障碍，伴有记忆力丧失及对侧偏盲或皮质盲，少数患者出现大脑脚幻觉

（五）急性脑梗死的治疗

急性脑梗死的治疗见图 4-6。

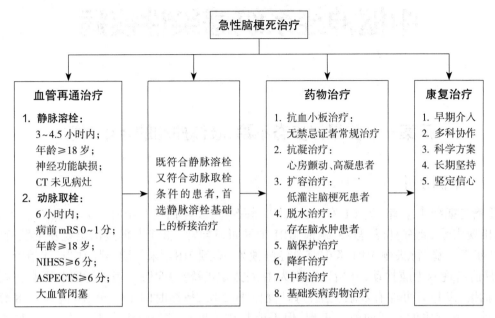

图 4-6　急性脑梗死的治疗

（张桂莲　王虎清）

第五章

中枢神经系统感染性疾病

病案一 头晕伴步态不稳、肢体抽动的老年女性

一、案例分析

【病史摘要】患者，女，61岁，头晕伴步态不稳、肢体抽动9个月。9个月前，患者在劳累后出现头晕，偶有复视、恶心，颈椎MRI未见明显异常。8个月前逐渐出现左上肢持物不稳，伴步态不稳，行头颅MRI考虑亚急性脑梗死，头颅MRA未见明显异常，具体治疗不详。8个月前出现双上肢抽动，开始以右侧为主，之后逐渐转为四肢。表现为四肢不自主抖动，手指抽搐，发作时可伴有双眼上翻，每日发作1~2次，持续时间1~2分钟，偶有7~8分钟。发作前患者有主诉不适的前驱表现，但不能具体说明。发作时无意识丧失、大小便失禁、口吐白沫。7个月前开始出现淡漠、反应迟钝，肢体抽动仍频繁，尿潴留，予留置尿管导尿。先后使用卡马西平、丙戊酸钠、氯硝西泮控制癫痫，并给予丙种球蛋白20g×5d治疗，病情无明显好转。复查头颅MRI提示左颞叶异常信号（图5-1），血常规、免疫指标、肿瘤指标未见异常，脑脊液常规、生化、细胞学、病毒PCR、NMDA受体、14-3-3蛋白检查未见异常，血液检查病毒PCR、NMDA受体、14-3-3蛋白、微量元素、毒物检测、免疫球蛋白固定电泳、骨髓穿刺均未见异常；阿昔洛韦抗病毒治疗病情无好转。6个月前患者睡眠增多、意识水平下降、肢体抽动仍频繁，给予甲泼尼龙500mg，每日一次，起始冲击治疗，病情改善。之后行脑电图检查，提示有弥漫慢波，伴有肢体抽动时不典型三相波周期性发放，给予托吡酯25mg，每日两次，左上肢抽搐表现较前有所改善。5个月前患者抗癫痫治疗方案为氯硝西泮1mg，每日两次，托吡酯早100mg+晚150mg，肢体抽搐症状得到明显控制，但患者睁眼无意识状态。否认特殊疾病史和特殊用药史，否认毒物接触史，否认相关家族史。

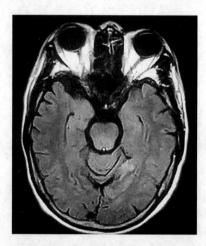

图5-1 头颅MRI横断面FLAIR像
可见左侧颞叶高信号

【体格检查】睁眼无意识状态，问答呼喊无反应，脑神经检查不配合，肌力检查不配合，四肢疼痛刺激未见自主活动，双下肢不能支于床面，双侧腱反射（++），左侧罗索利莫（Rossolimo）征（+），左侧掌颌反射（+），左侧霍夫曼（Hoffman）征（+），余病理征阴性。步态、感觉及共济查体不配合。留置胃管、尿管状态。

【定位诊断思路】（图 5-2)

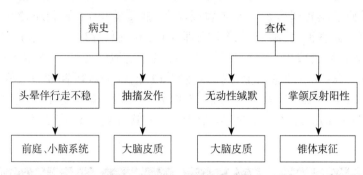

图 5-2 病案一的定位诊断思路

【定性诊断与鉴别诊断】（图 5-3)

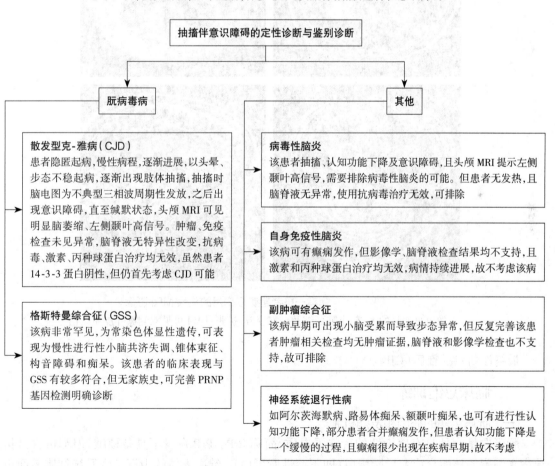

图 5-3 病案一的定性诊断与鉴别诊断

【**最终诊断**】患者既往头颅 MRI 左颞叶异常信号,复查头颅 MRI 提示全脑明显萎缩,DWI 可见双侧额叶皮质高信号(图 5-4),完善 *PRNP* 基因检测,为阴性。患者起病 20 个月后死亡,尸检,进行脑组织病理检查。大体病理检查:脑质量 997g,脑萎缩,额叶、顶叶、颞叶脑回变窄、脑沟增宽、脑室扩大;脑灰质镜下病理检查:额、顶、2/3 颞叶、枕叶、小脑、基底节、脑干、脊髓等神经细胞数量减少,残存神经元变性,偶见空泡样变性,间质内海绵状空泡形成;脑白质镜下病理检查:胶质细胞增生,局部脱髓鞘改变,部分区域轻度空泡样改变,未见炎症细胞浸润;PrP 免疫组化检查:额顶叶基底节平面、海马、小脑可见 PrP 蛋白沉积(图 5-5)。考虑为克-雅病(Creutzfeldt-Jakob disease,CJD)。该病无特殊治疗措施,一旦确诊,需要隔离,避免传染。

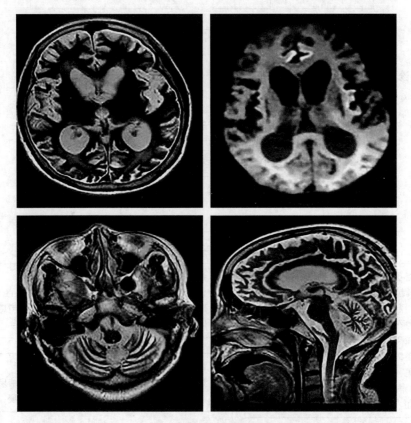

图 5-4　病案一患者起病 9 个月的头颅 MRI 影像

T$_2$ 像可见明显的大脑、小脑萎缩及脑室、脑沟扩张;DWI 可见双侧额叶皮质高信号

最终诊断:克-雅病(CJD)。

二、临床思维训练

(一)朊病毒病的病因和发病机制

朊蛋白是一种具有感染性的特殊蛋白质,简称 PrP。PrP 自身不具备核酸,但却可直接指导宿主细胞的核酸合成变异朊蛋白(即不溶性朊蛋白)。健康人体的中枢神经系统细胞表面也存在朊蛋白,称 PrPc,由 *PRNP* 基因编码,若 *PrPc* 基因发生突变,则可使可溶性 PrPc 转变成不溶性的 PrPsc(图 5-6)。

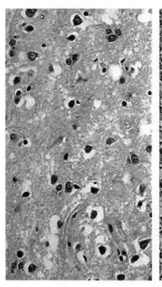 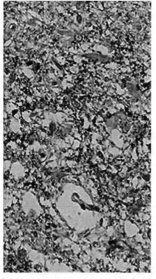

图5-5　病案一患者大脑病理图像
可见空泡样变性及 PrP 蛋白沉积

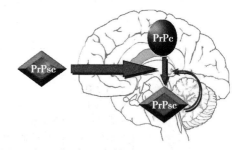

图5-6　人类朊病毒病的病因

引起人类朊病毒病的病因有两种：一种为外源性朊蛋白的感染，主要由携带朊蛋白的动物和少数的医源性感染引起；另一种为朊蛋白基因突变引起。

（二）人类朊病毒病的分类

朊病毒病是一种人畜共患疾病，从病因学上，人类朊病毒病可以分为以下几类：

1. 散发性疾病　散发型 CJD。

2. 遗传性疾病　遗传型 CJD；致死性家族性失眠症（FFI）；杰茨曼-斯脱司勒-史茵克综合征（GSS）。

3. 获得性疾病　库鲁病；医源型 CJD；新变异型 CJD。

（三）CJD 的诊断流程

朊病毒病的诊断流程见图 5-7。

（四）怀疑朊病毒病感染者确诊 CJD 的条件

中枢神经系统的感染很常见，最多见的是病毒性脑（膜）炎，而慢病毒感染罕见，朊蛋白感染中最常见的是 CJD，而 CJD 中最常见的是散发型 CJD。

CJD 现阶段在我国多为临床诊断，确诊需进行病理检查，脑组织活检发现海绵状变性或 PrPsc 者，可确诊。

对于散发型 CJD，2018 年中国痴呆与认知障碍诊治指南中的临床诊断标准如下所述：

（1）具有进行性痴呆，临床病程短于 2 年；常规检查未提示其他诊断。

（2）具备以下 4 种临床表现中的至少 2 种：①肌阵挛；②视觉或小脑障碍；③锥体/锥体外系功能障碍；④无运动型缄默症。

（3）并且以下辅助检查至少 1 项阳性：①在病程中的任何时期出现典型的周期性尖慢复合波脑电图改变；②脑脊液 14-3-3 蛋白阳性；③MRI-DWI 像或 FLAIR 像上存在 2 个以上皮质异常高信号"缎带征"和/或尾状核/壳核异常高信号。

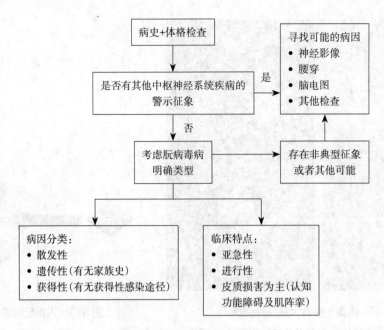

图 5-7　朊病毒病的诊断流程

（五）朊病毒病的治疗

CJD 至今无病因治疗措施。一经确诊，首要的是对患者进行隔离，并对患者使用过的日常用品和医疗用品进行彻底销毁，避免造成医源性感染。

（樊东升　赵海燕）

病案二　发热伴精神行为异常的青年女性

一、案例分析

【病史摘要】患者，女，23 岁，以"发热 7 天，精神行为异常 4 天"为主诉入院。患者 7 天前咽部疼痛，自测体温 38.5℃，无流涕、咳嗽，无头痛、恶心、呕吐，无二便异常，自行口服"复方盐酸伪麻黄碱" 2 天，仍间断发热。4 天前晨起家属发现患者傻笑，自言自语，答非所问，不主动与家人聊天，食欲缺乏，发热时拍打右侧头部，无肢体抽搐、意识丧失，无肢体活动障碍及感觉异常。至当地医院就诊行头颅 CT 检查未见明显异常。血常规：白细胞计数 12×10^9/L，中性粒细胞比例 80%，给予"头孢曲松 4g/d，静脉点滴"，体温控制欠佳。今日晨起不能认识家人，不能辨认方向。发病以来，精神状态差，饮食差，睡眠一般，时有小便失禁，大便 3 天未解，体质量无明显改变。

【体格检查】T 38℃，平卧位，查体不全合作。意识水平可，欣快，对答不切题，言语流利，自言自语，记忆力、计算力、定向力查体不能合作；脑神经检查无异常；四肢肌力、肌张力检查不能合作，四肢可见自主对称运动，四肢腱反射对称（++），双侧病理征阴性。感觉及共济运动检查不配合。颈强直，克尼格征（简称克氏征）（＋），布鲁辛斯基征（简称布氏征）（＋）。

【辅助检查】血常规：白细胞计数 10.3×10^9/L，淋巴细胞比例 55%，C 反应蛋白正常。

二便常规、肝肾功能、心肌酶谱、凝血功能、甲状腺功能、自身抗体谱、TORCH、传染病 4 项正常。

腰椎穿刺颅内压 210mmH$_2$O,脑脊液检查:白细胞计数 43×10^6/L,单个核细胞比例 90%,氯离子 116.2mmol/L,葡萄糖 3.1mmol/L,脑脊液蛋白 0.61g/L。革兰氏染色+墨汁染色+抗酸染色阴性,Xpert 耐药结核检查未见明显异常,自身免疫性脑炎抗体检测阴性。脑脊液宏基因组测序提示单纯疱疹病毒 I 型,序列数 1274。

胸部 CT:①双肺下叶少许慢性炎症;②冠脉钙化。

头颅核磁平扫及增强扫描:双侧颞叶、海马、杏仁体及右侧岛叶异常信号,脑膜强化增多,右侧显著,考虑炎性病变可能。

【定位诊断思路】(图 5-8)

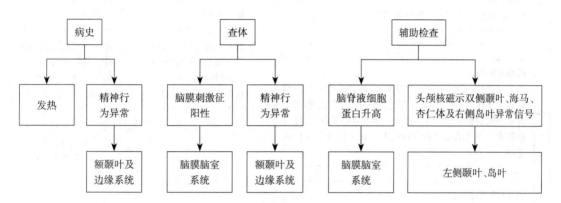

图 5-8 病案二的定位诊断思路

【定性诊断与鉴别诊断】(图 5-9)

【最终诊断】青年女性,急性起病,以发热伴精神行为异常为主要临床表现,查体见精神行为异常、双侧病理征阴性、脑膜刺激征阳性,头颅核磁提示左侧颞叶、岛叶异常信号,局部点线样强化(图 5-10)。脑脊液细胞、蛋白轻度升高,自身免疫性脑炎抗体检测阴性。脑脊液宏基因二代测序检测到 I 型单纯疱疹病毒。本例患者符合 I 型单纯疱疹病毒性脑炎诊断,给予患者阿昔洛韦足量、足疗程治疗,患者症状逐渐改善。

最终诊断:I 型单纯疱疹病毒性脑炎。

二、临床思维训练

(一)脑炎或脑膜脑炎的识别及问诊

临床上遇到发热伴精神状态改变、新出现的癫痫发作和神经系统局灶症状体征的患者,应考虑为脑炎或脑膜脑炎,收治住院,尽快进入诊治程序。

全面的病史采集对诊断至关重要,应详细问诊以下方面:①可能的前驱症状,如发热、呼吸道感染症状、头痛、皮疹或胃肠道症状;②意识状态改变,如认知、行为或人格改变,癫痫发作、运动障碍、感觉异常等的起病及进展情况;③近期旅居情况、疾病接触史、免疫接种史、旅游史、蚊虫叮咬史、动物接触史、户外活动史等;④易感因素,包括年龄、免疫状态,如免疫抑制治疗、免疫缺陷病毒(HIV)感染等。

青年女性，急性病程，发热伴精神行为异常

发热、精神行为异常的定性诊断与鉴别诊断

颅内感染

其他病毒性脑炎
临床表现与单纯疱疹病毒性脑炎相比类似，病史需详细询问接触史。该患者无疫区旅居史及特殊接触史，脑脊液病原学检查不支持此诊断

结核性脑炎
通常亚急性起病，伴有脑神经损害，脑脊液检查白细胞计数升高伴葡萄糖、氯离子降低，蛋白增高明显，影像学可见颅底脑膜及侧裂池呈点状或团块状明显强化，伴有脑积水。该患者脑影像学改变及脑脊液检查不支持此诊断

细菌性脑膜脑炎
多急性起病，以高热、头痛、恶心、呕吐为主要表现，脑脊液白细胞及蛋白显著升高，糖、氯化物降低，头颅 MRI 见幕上沟回表面蛛网膜及软脑膜弥漫性明显强化

自身免疫性脑炎
该病临床表现与单纯疱疹病毒性脑炎相似，但常见于年轻女性，多伴发卵巢畸胎瘤。脑脊液和/或血清自身免疫性脑炎抗体阳性可与单纯疱疹病毒性脑炎相鉴别

急性播散性脑脊髓炎
该病常见于感染或疫苗接种后，急性起病，表现为脑实质、脑膜、脑干、小脑和脊髓等部位受损的症状和体征。影像学多显示皮质下白质多灶性改变，同时可累及白质和白质内核团，该患者头颅核磁病变以皮质受累为主，且病原学检查阳性不支持该诊断

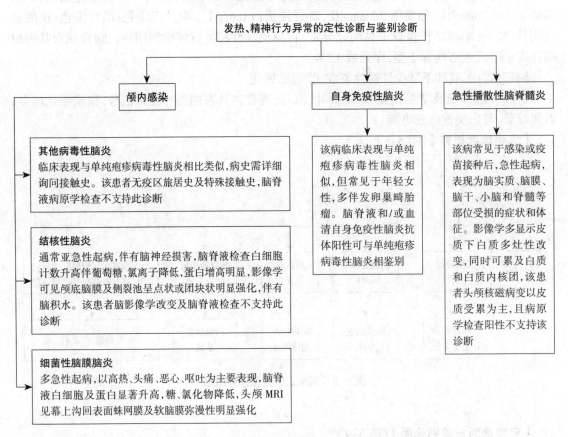

图 5-9 病案二的定性诊断与鉴别诊断

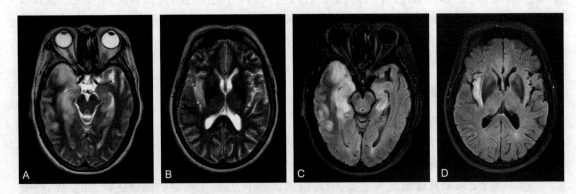

图 5-10 病案二的头颅磁共振成像

双侧颞叶、海马、杏仁体及右侧岛叶异常信号；A、B 为 T_2WI 像，C、D 为 Flair 像

（二）脑炎的诊断评估流程

脑炎是由脑实质炎症引起的复杂疾病，一般通过精神行为认知症状、发热、脑脊液（CSF）炎症表现及神经影像学表现来诊断。脑炎可能的病因很多，需要鉴别的疾病也较多，因此所有疑似脑炎的患者均需进行系列辅助检查以助诊断。

可根据患者临床情况进行以下检查，同时注意血样及脑脊液的留存备份，以备后续检验。

1. 血液检查　包括血常规及感染指标、血液生化、病毒血清学（梅毒、HIV、支原体、TORCH、EB）、血培养、结缔组织病抗体、凝血功能检查等。

2. 脑脊液检查　脑脊液检查对于脑炎的诊断至关重要，若患者无禁忌证应尽快行腰椎穿刺，测量脑脊液压力，并进行细胞计数和分类、生化检查、病原学涂片染色、细菌培养、抗体及抗原检查。随着分子诊断的快速发展和广泛应用，PCR检测单纯疱疹病毒、水痘-带状疱疹病毒、肠道病毒等应尽量完善，必要时可行脑脊液宏基因组测序。

有如下情况的，应在腰穿之前进行头颅CT平扫：①意识障碍；②颅内压升高：如视乳头水肿、相对缓脉伴高血压、动眼神经麻痹或瞳孔反应异常；③局灶性神经功能缺损；④新出现的癫痫发作；⑤免疫缺陷状态，如艾滋病、免疫抑制治疗、移植等；⑥既往有中枢神经系统病变史，如肿瘤、颅脑手术病史、局灶性感染等。

3. 头颅影像学检查　应尽可能完善影像学检查，包括颅脑CT或MRI，MRI检查时建议做磁敏感序列和增强成像。胸部CT对识别肺部疾病，如肺结核和肺隐球菌感染非常重要。

4. 脑电图检查　可以评估病情严重程度，识别癫痫发作等。

5. 其他检查　越来越多的免疫介导性脑炎被我们熟知，有些从临床上难以与病毒性脑炎鉴别。因此，如自身免疫性脑炎抗体、副肿瘤抗体、视神经脊髓炎相关抗体等也是重要的检查。

（三）不同脑炎的脑脊液表现

不同脑炎的典型脑脊液表现见表5-1。

表5-1　典型的脑脊液表现

项目	正常	病毒性脑炎	细菌性脑炎	结核性脑炎	真菌性脑炎
压力	$<200mmH_2O$	正常/增高	增高	增高	很高
颜色	无色清亮	微黄清亮	浑浊	浑浊/黄色	清亮/浑浊
细胞计数/(个/mm³)	<5	5~1 000	100~50 000	25~500	0~1 000
细胞类型	淋巴细胞为主	淋巴细胞为主	中性粒细胞为主	淋巴细胞为主，早期可有中性粒细胞	淋巴细胞为主
血糖	66% 左右	正常	降低	降低~非常低（<30%）	正常~降低
蛋白/(g/L)	<0.45	正常/0.5~1.0	>1.0	1.0~5.0	0.2~5.0

注：中枢神经系统病毒感染中，脑脊液细胞学检查可能以中性粒细胞为主；已使用抗生素治疗的急性细菌性脑膜炎患者中，脑脊液细胞计数可能不是很高，可能以淋巴细胞为主；结核性脑膜炎在早期可能有主要的脑脊液多态性表现；李斯特菌性脑膜炎的脑脊液改变与结核性脑膜炎相似，但病史较短；细菌性脓肿的脑脊液表现从接近正常到化脓，取决于脓肿的部位，以及是否有相应的脑膜炎或破裂；所有隐球菌可疑感染患者都应该进行隐球菌抗原试验或墨汁染色。

（四）脑膜脑炎的初步抗感染治疗

临床上，细菌性脑膜炎和病毒性脑炎最为严重紧急，早期治疗最重要的决策依据是临床症状及脑脊液检查结果,并结合既往病史、血液感染指标等。如果脑脊液符合细菌性脑膜炎可能,应尽快应用抗生素治疗;符合病毒性脑炎可能,应进行阿昔洛韦治疗;脑脊液检查结果正常基本可排除细菌、结核、真菌性脑膜炎;部分病毒性脑炎仅累及脑实质,脑脊液细胞数可以正常,应详细进一步检查,及早给予抗病毒治疗。

(五) 脑炎的鉴别诊断

1. 中枢神经系统感染

(1) 细菌性脑炎,如化脓性、结核性、螺旋体、李斯特菌、布鲁氏菌感染等。

(2) 病毒性脑炎。

(3) 其他(如真菌、寄生虫、立克次体感染等)。

2. 感染相关性脑病

(1) 急性播散性脑脊髓炎。

(2) 脓毒性脑病。

(3) 急性坏死性脑病。

(4) 全身病毒性疾病伴发热性惊厥。

3. 非感染性疾病

(1) 抗体介导自身免疫性脑炎,如抗 NMDAR 脑炎。

(2) 脑血管病(出血、缺血性脑血管病、脑血管炎)。

(3) 高血压脑病,如可逆性后部脑病综合征。

(4) 中枢神经系统肿瘤。

(5) 代谢性脑病,如肝源性脑病、肾源性脑病、低血糖脑病、低钠血症性脑病、中毒性脑病(包括酒精、违禁药品、其他药物中毒,特别是抗精神病药物、环孢素等)。

(6) 神经变性病,如额颞叶痴呆、克-雅病。

(7) 炎性脱髓鞘病,如多发性硬化、视神经脊髓炎谱系疾病。

(8) 内分泌相关疾病,如桥本脑病。

(9) 精神障碍。

(张杰文　王　娜)

第六章

中枢神经系统脱髓鞘疾病

病案一　反复肢体麻木无力的王阿姨

一、案例分析

【病史摘要】患者,女,38 岁。视力下降 5 年,反复肢体麻木、无力 4 年余。患者 2016 年无明显诱因突然出现左眼视物模糊,逐渐加重且累及右眼,无视物成双、头痛等不适,3 天后仅有光感,当地医院诊断为"视神经炎",予激素治疗(首次 750mg,渐减量,共使用 12 天,减至 120mg 改为口服),3~4 天后明显好转,双眼视力恢复至 1.0;后改为口服泼尼松,由 60mg/d 逐渐减量,减至 5mg/d 后停用,共服用 5 个月余。2017 年 7 月初,无明显诱因急起左侧偏身感觉麻木,左侧肢体无力,走路需扶,左手持物不稳,进展迅速,1 周左右达到高峰。无头痛、视物模糊等不适。在当地医院再次激素冲击治疗(首次 500mg,渐减量至 80mg)未见明显好转;出院后口服激素 60mg/d,每周减量 5mg,2 周后自述麻木、乏力等症状明显好转,可以自行行走,可以持物,但仍有轻微麻木,自行停用激素。2017 年 9 月 11 日再次急起双腿麻木无力,比前次更重,完全不能行走,双上肢无明显乏力,持物、夹菜等动作尚可,但左上肢有麻木感。伴恶心,呕吐 4~5 次胃内容物,非喷射性。无视物模糊、复视、头痛、耳鸣等症状。后出现大小便障碍,两天未解。于院内完善相关检查后,予以激素 500mg 冲击治疗,患者症状好转出院。患者出院后继续口服泼尼松 50mg(每 10 天减量 1 片)、吗替麦考酚酯治疗,病情渐好转。2018 年 2 月,患者泼尼松量减至 20mg 时,再次出现双下肢无力,伴有双下肢感觉异常,于当地医院予以激素 500mg 冲击治疗,症状好转,后逐渐减量至口服泼尼松 20mg,长期维持该剂量治疗。2019 年 7 月、2020 年 6 月及 2021 年 4 月,患者因泼尼松减量或感冒等原因,再次出现双下肢无力,肢体无力症状进行性加重,出现步态不稳,无视物模糊、复视、头痛、耳鸣等症状,排除禁忌后给予利妥昔单抗治疗,同时口服泼尼松 10mg 维持治疗,无视力下降、肢体麻木乏力。此次就诊患者为行利妥昔单抗治疗,于 2021 年 10 月 26 日收治入院。患者起病以来,精神、睡眠尚可,食欲可,大小便如前述,体质量增加 3kg。

【体格检查】2018 年 2 月:神清语利,双瞳孔等大等圆,直径约 2.5mm,双眼视力 1.0,眼球运动可,伸舌居中,口角不歪,面部深浅感觉基本对称。颈软,双上肢肌力 4~5 级,肌张力正常,双下肢肌力 0~1 级,肌张力减低,腱反射可引出。左上肢及剑突至双侧腹股沟节段浅感觉减退,双侧巴宾斯基征(+)。

2021 年 10 月:神清语利,双瞳孔等大等圆,直径约 2.5mm,双眼视力 1.0,眼球运动可,伸舌居中,口角不歪,面部深浅感觉基本对称。颈软,四肢肌力 5 级,肌张力正常,腱反射(++),深浅感觉正常,共济运动可,双侧巴宾斯基征(+)。

【辅助检查】2017 年 9 月:血清 AQP4-IgG 1:1 000,脑脊液 AQP4-IgG 1:320。2021 年 4

月：血清 AQP4-IgG 1∶100，脑脊液 AQP4-IgG 1∶1。2021 年 4 月：头部+脊髓 MRI 平扫及增强扫描：①双侧额枕顶叶皮质下层多发斑点状病灶，未见明显强化；②C_2~C_4、T_4~T_{10} 椎体水平可见大片病灶，伴部分强化（图 6-1）。

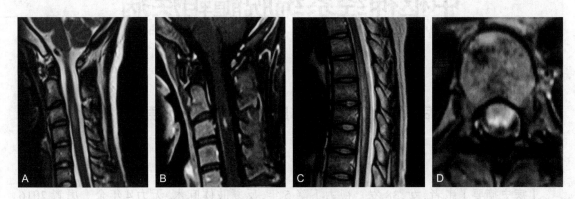

图 6-1   病案一患者脊髓 MRI 图像
A. C_2~C_4 节段病灶；B. 颈段病灶强化表现；C. T_4~T_{10} 节段病灶；D. 胸段病灶横断面

【定位诊断思路】（图 6-2）

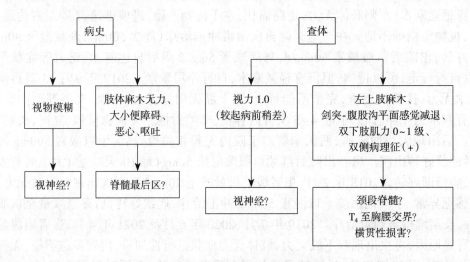

图 6-2   病案一的定位诊断思路

【定性诊断与鉴别诊断】
1. 38 岁女性，急性起病，病程 5 年，症状有复发缓解表现。
2. 有视力下降，肢体麻木、无力，大小便障碍等横贯性脊髓炎的表现。
3. 脊髓 MRI 可见 C_2~C_4、T_4~T_{10} 椎体水平大片病灶，伴部分强化。
4. 血清及脑脊液 AQP4-IgG 阳性。
5. 需与 MS、MOGAD 等疾病相鉴别。
【最终诊断】视神经脊髓炎谱系疾病（NMOSD）。

二、临床思维训练

(一)髓鞘的组成及脱髓鞘过程

髓鞘的组成及其生理功能参见图 6-3,神经脱髓鞘过程参见图 6-4。

(二)脱髓鞘疾病的分类

脱髓鞘疾病的分类如下所述。

1. 获得性脱髓鞘病(在正常髓鞘基础上发生的脱髓鞘病)

(1)原发性免疫介导的炎性脱髓鞘病:具体如下。

1)多发性硬化(MS)。

2)视神经脊髓炎谱系疾病(NMOSD)。

3)急性播散性脑脊髓炎(ADEM)。

4)抗髓鞘少突胶质细胞糖蛋白免疫球蛋白 G 抗体相关疾病(MOGAD)。

5)同心圆性硬化(Balo 病)。

6)弥漫性硬化(Schilder 病)。

(2)继发性脱髓鞘病:继发于中毒、营养缺乏、代谢、感染、缺血、渗透压改变、外伤、肿瘤等。

2. 遗传性脱髓鞘病(髓鞘形成障碍性疾病)

(1)X 染色体连锁遗传:具体如下。

1)肾上腺脑白质营养不良(adrenoleukodystrophy)。

2)佩-梅病(Pelizaeus-Merzbacher disease)。

(2)常染色体隐性遗传:具体如下。

1)球状细胞脑白质营养不良(Krabbe 病)。

2)异染性脑白质营养不良(metachromatic leukodystrophy)。

3)海绵状脑白质营养不良。

4)科克恩(Cockayne)综合征。

5)艾卡迪-古特雷斯(Aicardi-Goutières)综合征。

(3)常染色体显性遗传:亚历山大病(Alexander 病)。

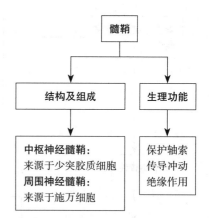

图 6-3　髓鞘的结构及生理功能

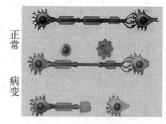

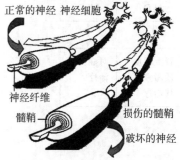

图 6-4　神经脱髓鞘示意图

(三)脱髓鞘疾病的诊断流程(图 6-5)

(四)脱髓鞘疾病磁共振检查的新进展

磁化传递成像(MTI)通过改变组织器官的对比度,产生新的图像对比,对脑内髓鞘脱失敏感并能提供定量数据。弥散张量成像(DTI)可以利用组织中水分子的热运动,描述和量化常规 MRI 所不能显示的 MS 斑块内部及其周围的异常改变,并且反映白质纤维束的空间方向性和完整性。磁共振波谱(MRS)是能进行活体组织代谢定量分析的无创性检测手段,能够较早显示 MS 患者局灶性的胆碱、脂质以及其他与髓鞘相关的大分子的改变,还能显示常规 MRI 较难发现的皮质内和软膜下病灶部位的代谢异常。双反转恢复序列(DIR)同时抑制脂肪、脑脊液和正常表现的脑白质信号,使组织间的对比度明显提高,MS 患者正常的脑白质在 DIR 为低信号,而病灶表现为明显的高信号,同时,常规扫描可能发现不了的皮质内或近皮质小病灶可表现为高信号。

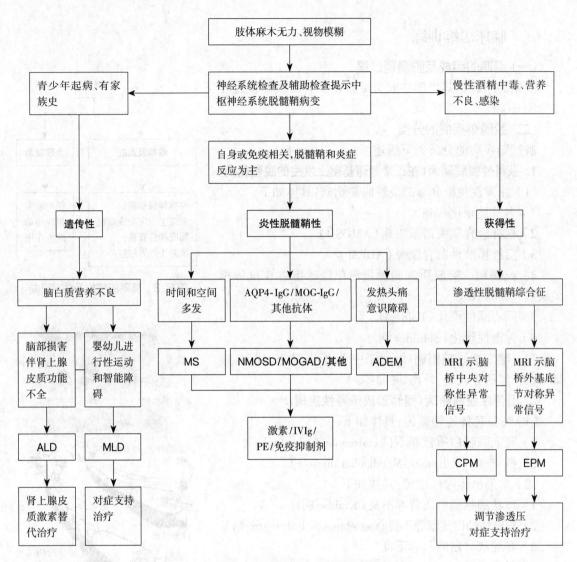

图6-5　脱髓鞘疾病的诊断流程

(五) NMOSD 的常见病程

NMOSD 可分为单相型和复发型 2 种类型,90% 以上患者为复发型病程,约 60% 的患者在 1 年内复发,90% 的患者在 3 年内复发,多数患者遗留有严重的视力障碍或肢体功能障碍、二便障碍。经典的单相病程被称为 Devic 病,西方多见,表现为迅速相继出现的较严重的视神经炎和脊髓炎,并于 5 天左右达到高峰,发生在 1 个月内的双侧视神经炎和脊髓炎通常预示为单相病程;而复发型 NMOSD 表现为反复发作病程,常见于亚洲人群。多数复发病例视神经炎和脊髓炎间隔期为 5 个月左右。复发型 NMOSD 的其他独立危险因素包括女性、首次发作脊髓炎时运动障碍不重、发病年龄较晚以及伴发系统性自身免疫病。

(六) NMOSD 的确诊

出现以下临床表现时,应怀疑为 NMOSD:①双侧同时发生、累及视交叉、引起水平视野缺损或引起严重残余视力丧失的视神经炎;②完全性(而非部分性)脊髓综合征,尤其是有阵发性强直性痉挛;③极后区临床综合征,包括顽固性呃逆或恶心和呕吐。

成人 NMOSD 诊断标准见下述。

1. AQP4-IgG 阳性的 NMOSD 诊断标准

（1）至少 1 项核心临床特征。

（2）用可靠的方法检测 AQP4-IgG 阳性（推荐 CBA 法）。

（3）排除其他诊断。

2. AQP4-IgG 阴性或 AQP4-IgG 未知状态的 NMOSD 诊断标准

（1）在 1 次或多次临床发作中，有至少 2 项核心临床特征并满足下列全部条件：①至少 1 项临床核心特征为视神经炎、急性 LETM 或延髓极后区综合征；②空间多发（2 个或以上不同的临床核心特征）；③满足 MRI 附加条件。

（2）用可靠的方法检测 AQP4-IgG 阴性或未检测。

（3）排除其他诊断。

3. 核心临床特征

（1）视神经炎。

（2）急性脊髓炎。

（3）极后区综合征，无其他原因能解释的发作性呃逆、恶心、呕吐。

（4）其他脑干综合征。

（5）症状性发作性睡病、间脑综合征，脑 MRI 有 NMOSD 特征性间脑病变。

（6）大脑综合征伴有 NMOSD 特征性大脑病变。

4. AQP4-IgG 阴性或未知状态下 NMOSD 的 MRI 附加条件

（1）急性视神经炎：需脑部 MRI 有下列之一表现：①脑 MRI 正常或仅有非特异性白质病变；②视神经长 T_2 信号或 T_1 增强信号>1/2 视神经长度，或病变累及视交叉。

（2）急性脊髓炎：长脊髓病变>3 个连续椎体节段，或有脊髓炎病史的患者相应脊髓萎缩>3 个连续椎体节段。

（3）极后区综合征：延髓背侧/极后区病变。

（4）急性脑干综合征：脑干室管膜周围病变。

（七）新的 NMOSD 诊断标准中无法明确的疾病分类问题

对于 AQP4-IgG 抗体阳性病例：①无临床症状；②合并肿瘤及自身免疫性脑炎抗体阳性等。

对于 AQP4-IgG 抗体阴性或未知结果的病例：①临床发作+无前 3 项核心症候+有/无影像支持；②临床发作+核心症候+无影像支持；③临床发作+无 DIS 或 rON,rLETM。上述均不符合 2015 年 NMOSD 标准，建议定期进行临床、影像及免疫标记物的随访观察，并进一步查找证据和其他可能疾病相鉴别。

（八）早期 NMOSD 的可疑警示征

对于早期 NMOSD 或临床影像特征表现不典型的病例，由于某些治疗 MS 的药物可能会导致 NMOSD 的恶化，应该充分进行实验室及其他相关检查，注意与其他可能疾病相鉴别，并进行动态随访，可疑 NMOSD 的警示征如下述。

可疑 NMOSD 的临床或实验室表现：

1. 临床特征和实验室结果

（1）进展性临床病程（神经系统症候恶化与发作无关，提示 MS 可能）。

（2）不典型发作时间的低限：发作时间<4 小时（提示脊髓缺血或梗死）。

（3）发病后持续恶化超过 4 周（提示结节病或肿瘤可能）。

（4）部分性横贯性脊髓炎，病变较短（提示 MS 可能）。

（5）脑脊液寡克隆区带阳性（不除外 MS）。

2. 与 NMOSD 表现相似的疾患

（1）神经结节病：通过临床、影像和实验室检查诊断（纵隔腺病、发热、夜间出汗、血清血管紧张素转换酶或白细胞介素-2 受体增高）。

（2）恶性肿瘤：通过临床、影像和实验室检查排除淋巴瘤和副肿瘤综合征（脑衰蛋白反应性调节蛋白-5 相关的视神经病和脊髓病或抗 Ma 相关的间脑综合征）。

（3）慢性感染：通过临床、影像和实验室检查排除艾滋病、梅毒等。

可疑 NMOSD 的常规影像学表现：

1. 脑

（1）影像特征（MRI T_2 加权像）提示 MS 病变：侧脑室表面垂直（Dawson 指征）；颞叶下部病变与侧脑室相连；近皮质病变累及皮质下 U 型纤维。

（2）影像特征不支持 NMOSD 和 MS：病变持续性强化（>3 个月）。

2. 脊髓支持 MS 的 MRI 表现

（1）脊髓矢状位 T_2 加权像病变<3 个椎体节段。

（2）脊髓横轴位像病变主要位于脊髓周边白质（>70%）。

（3）T_2 加权像示脊髓弥散性、不清晰的信号改变（可见于 MS 陈旧性病变或进展型 MS）。

（九）NMOSD 的鉴别诊断

1. 脱髓鞘疾病　中枢神经系统其他类型的脱髓鞘疾病。

2. 多发性腔隙性脑梗死　两者累及的部位有重叠的区域，但总的来说多发性腔隙性脑梗死的病灶比较偏外，多分布于侧脑室体部侧方，且病灶多呈三角形；而 MS 病灶多位于室管膜下区，呈圆形或卵圆形，分布于侧脑室体部前后方居多，多与侧脑室直接接触。

3. 皮质下动脉硬化性脑病　本病的特点是多发散在的缺血病灶与脑萎缩相伴随，同时伴有侧脑室体部周围的脑白质变性，MRI 表现为对称分布的呈蝶翼状长 T_1、T_2 信号，而 MS 只有在反复发作多年后才会出现脑萎缩表现，很少伴随白质变性，根据影像特征及临床表现可鉴别。

4. 原发性中枢神经系统淋巴瘤　是一种少见的高度恶性非霍奇金淋巴瘤，病理表现为浸润整个脑实质、脊髓及软脑膜等多个部位的弥漫性病变。头颅 MRI 可显示病变明显增强，室管膜下浸润时脑室周围增强，占位效应明显。

5. 热带痉挛性截瘫　又称人类嗜 T 淋巴细胞病毒-1（HTLV-1）相关脊髓病，是因感染引起的自身免疫反应，多在 35~45 岁发病，女性稍多。起病隐匿，病情进行性加重，痉挛性截瘫是突出的临床特点，颇似 MS 脊髓型，脑脊液细胞数可增高，以淋巴细胞为主。多数患者脑脊液可见寡克隆区带，视觉诱发电位、脑干听觉诱发电位和体感诱发电位异常。放射性免疫法或酶联免疫吸附法可检出血清和脑脊液中 HTLV-1 抗体。

6. 其他　需与颈椎病、颅内转移癌、胶质瘤、脊髓肿瘤、中枢神经系统血管炎等相鉴别。

（十）NMOSD 的治疗流程

NMOSD 的治疗流程见图 6-6。

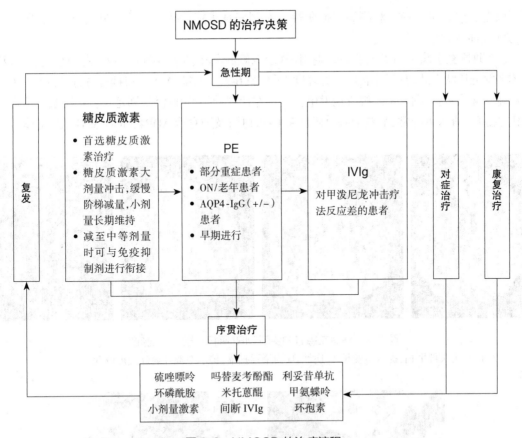

图 6-6 NMOSD 的治疗流程

（肖 波 解媛媛）

病案二 视力下降、偏身无力的女生

一、案例分析

【病史摘要】患者,女,19岁,左眼视物模糊1年,右侧肢体麻木无力1周。患者1年前无明显诱因出现左眼视物模糊,持续数天后自行好转,自觉视力较病前稍差,未予特殊处理。1周前感冒后出现右侧肢体麻木无力,起初仅为右手麻木乏力、持物不稳、精细动作差,后症状逐渐加重,出现右上肢及下肢无力,麻木,走路需搀扶,感肢体僵硬,不伴头晕、头痛、发热,无恶心、呕吐等其他不适。至当地医院就诊,头颈部 MRI 提示双侧额颞叶、左侧半卵圆中心、右侧基底节区及胼胝体、$C_2 \sim C_3$ 水平脊髓脱髓鞘病变可能。既往史无特殊,否认特殊疾病史和特殊用药史,否认毒物接触史,否认疫苗接种史,否认相关家族史。患者起病以来,精神食欲睡眠可,大小便正常,体力下降,体质量未见明显异常。

【体格检查】T 36.5℃,P 75 次/分,R 14 次/分,BP 108/70mmHg,心脏及腹部查体未见明显异常。神经科专科体检:神志清楚,语言清晰,对答切题,定向力、记忆力和计算力可。左眼视力 0.6,右眼视力 0.8,双侧瞳孔等大等圆,直径 3.0mm,对光反射灵敏,眼球活动可,双侧鼻唇沟对称,伸舌居中。右侧上下肢肌力 4 级,余肢体肌力正常,肌张力可,双上肢腱反射对称活跃,双下肢腱反射(++)对称,双侧病理征阴性。右侧偏身浅感觉减退。共济失调检查无异常。颈软,克尼格征阴性。

【辅助检查】头部 MRI 平扫+增强扫描提示双侧额颞叶、左侧半卵圆中心、右侧基底节区及胼胝体多发斑片状病灶,左额叶病灶可见轻度强化(图 6-7)。颈椎 MRI 平扫+增强扫描提示 C_2~C_3 水平脊髓异常信号影(图 6-8)。视觉诱发电位提示左侧视神经 P100 潜伏期延长。腰穿脑脊液常规、生化、免疫检查未见异常,脑脊液寡克隆区带(+),血清及脑脊液 AQP4、MOG 及 GFAP 抗体(-)。

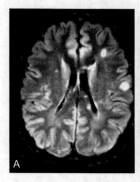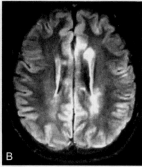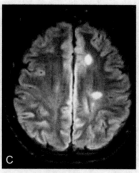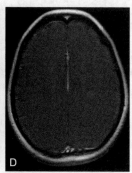

图 6-7　病案二患者的头颅 MRI 平扫+增强扫描影像

A、B、C 为头部平扫,提示多发长 T_2 病灶,D 为增强扫描,提示左额叶病灶轻度强化

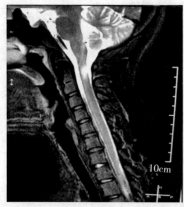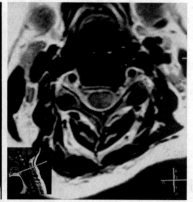

图 6-8　病案二患者的颈椎 MRI 平扫影像

C_2~C_3 水平脊髓异常信号灶;右侧为颈段脊髓病灶横断面表现

【定位诊断思路】(图 6-9)

【定性诊断与鉴别诊断】(图 6-10)

【最终诊断】患者头颈椎 MRI 平扫+增强扫描提示双侧额颞叶、左侧半卵圆中心、右侧基底节区及胼胝体多发斑片状病灶,左额叶病灶可见轻度强化。C_2~C_3 水平脊髓异常信号影。视觉诱发电位提示左侧视神经 P100 潜伏期延长。脑脊液寡克隆区带(+),血清及脑脊液 AQP4、MOG 及 GFAP 抗体(-)。急性期给予患者激素冲击治疗(甲泼尼龙 1 000mg,连用 5 天),缓解期启用 DMT 治疗(口服富马酸二甲酯,一天两次,起始量为 120mg,7 天后改为 240mg),同时积极开展患者教育,鼓励患者调整健康的生活方式,辅以针灸等康复治疗,患者肢体无力麻木症状逐渐改善。

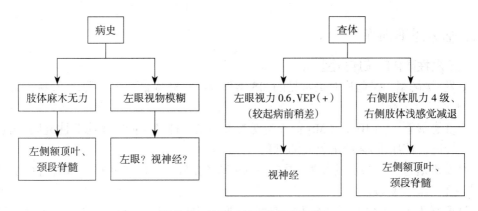

图6-9 病案二的定位诊断思路

青年女性,急性起病,病程1年,视力下降、肢体麻木无力,症状有复发缓解表现

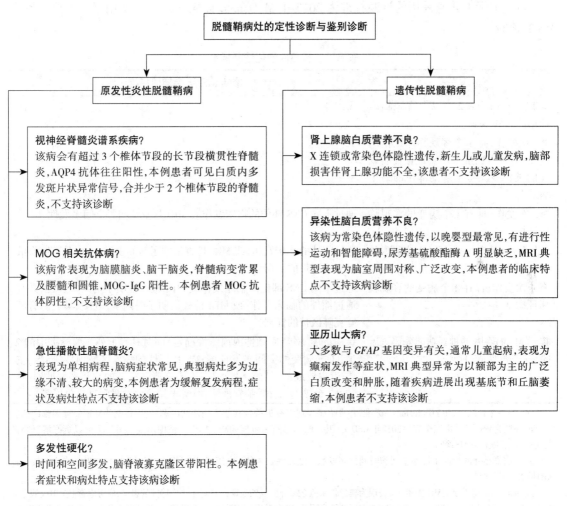

图6-10 病案二的定性诊断与鉴别诊断

最终诊断:多发性硬化(复发-缓解型)。

二、临床思维训练

(一) 多发性硬化的临床分型

1. 复发-缓解型　是起病时最常见的 MS 类型,80%~85% 最初为本类型,其特征是明显的复发,伴部分或完全恢复。

2. 原发进展型　约 10% 的 MS 患者表现为本类型。神经功能障碍隐匿性进展,病程大于 1 年,呈缓慢进行性加重,无缓解复发的过程。

3. 继发进展型　约半数的复发-缓解型 MS 患者在发病 10~15 年后疾病进行性加重不再缓解,伴或不伴急性复发。

4. 进展复发型　约 5% 的 MS 为本类型,在原发进展型病程基础上同时伴有急性复发及部分缓解的过程。

(二) 多发性硬化的诊断标准

目前国际上普遍采用的诊断标准为 2017 年 McDonald 标准(表 6-1),适用于成人典型发作 MS 的诊断。

表 6-1　多发性硬化诊断标准

临床表现	诊断 MS 所需辅助指标
≥2 次发作;有≥2 个以上客观临床证据的病变	无[a]
≥2 次发作;有 1 个客观临床证据的病变(并且有明确的历史证据证明以往的发作涉及特定解剖部位的一个病灶[b])	无[a]
≥2 次发作;具有 1 个病变的客观临床证据	通过不同 CNS 部位的临床发作或 MRI 检查证明了空间多发性
1 次发作;具有≥1 个病变的客观临床证据	通过额外的临床发作,或 MRI 检查证明了时间多发性,或具有脑脊液寡克隆区带的证据[c]
有 1 次发作;存在 1 个病变的客观临床证据	通过不同 CNS 部位的临床发作或 MRI 检查证明了空间多发性,并且通过额外的临床发作,或 MRI 检查证明了时间多发性或具有脑脊液寡克隆区带的证据[c]
提示 MS 的隐匿的神经功能障碍进展(原发进展型 MS)	疾病进展 1 年(回顾性或前瞻性确定)同时具有下列 3 项标准中的 2 项:①脑病变的空间多发证据;MS 特征性的病变区域(脑室周围、皮质/近皮质或幕下)内≥1 个 T_2 病变;②脊髓病变的空间多发证据:脊髓≥2 个 T_2 病变;③脑脊液阳性(等电聚焦电泳显示寡克隆区带)

注: 如果患者满足2017年McDonald标准,并且临床表现没有更符合其他疾病诊断的解释,则诊断为MS;如有因临床孤立综合征怀疑为MS,但并不完全满足2017年McDonald标准,则诊断为可能的MS;如果评估中出现了另一个可以更好解释临床表现的诊断,则排除MS诊断。

a: 不需要额外的检测来证明空间和时间的多发性。然而除非MRI不可用,否则所有考虑诊断为MS的患者均应该接受脑MRI检查。

此外,临床证据不足而MRI提示MS,表现为典型临床孤立综合征以外表现或具有非典型特征的患者,应考虑脊髓MRI或脑脊液检查,如果完成影像学或其他(如脑脊液)检查且结果为阴性,则在做出MS诊断之前需要谨慎,并且应该考虑其他可替代的诊断。

b: 基于客观的2次发作的临床发现做出诊断是最保险的。在没有记录在案的客观神经系统发现的情况下,既往1次发作的合理历史证据可以包括具有症状的历史事件,以及先前炎性脱髓鞘发作的演变特征;但至少有1次发作必须得到客观结果的支持。在没有神经系统残余客观证据的情况下,诊断需要谨慎。

c: 尽管脑脊液特异性寡克隆区带阳性本身并未体现出时间多发性,但可以作为这项表现的替代指标。

（三）多发性硬化的时间多发性和空间多发性

时间多发性和空间多发性是 MS 的诊断核心，时间多发性要求随着病程时间的推移，有新的 CNS 病灶出现或进展；空间多发性指在中枢神经系统内不同解剖位置的病灶的发展，提示一个多病灶的进程，具体见表 6-2。

表 6-2　多发性硬化的时间多发性和空间多发性诊断依据

多发性	诊断证据
空间多发性	① MRI 上中枢神经系统 4 个 MS 特征性区域中至少有 2 个区域有 1 个或多个 T_2 高信号病灶： • 脑室周围（和侧脑室相接） • 皮质或近皮质 • 幕下脑区 • 脊髓 ② 有客观临床证据支持的与既往发作部位不同的特征性的 MS 临床发作
时间多发性	① 多次有客观临床证据支持的 MS 特征性发作史 ② MRI 上在任何时候同时存在钆增强或非增强性病变；或无论基线 MRI 的时间如何，与基线相比，随访 MRI 中发现新的 T_2 高信号或钆增强病变 ③ 脑脊液特异性寡克隆区带

（四）多发性硬化的鉴别诊断

对于早期的 MS，应注意与其他临床及影像学上同样具有时间多发性和空间多发性的疾病相鉴别。

1. 炎症脱髓鞘疾病

（1）急性播散性脑脊髓炎（ADEM）。

（2）视神经脊髓炎谱系疾病（NMOSD）。

（3）MOG 抗体相关疾病。

（4）其他原发性头痛。

（5）副肿瘤综合征。

（6）干燥综合征。

（7）CLIPPERS 综合征。

（8）白塞病。

（9）系统性红斑狼疮。

（10）原发性中枢神经系统血管炎。

2. 感染性疾病

（1）HIV 感染。

（2）神经莱姆病。

（3）神经梅毒。

（4）进行性多灶性脑白质病（PML）。

（5）热带痉挛性截瘫。

3. 遗传代谢性疾病

（1）维生素 B_{12} 缺乏。

（2）线粒体脑肌病。

（3）肾上腺脑白质营养不良。

（4）异染性脑白质营养不良。

4. 脑血管病

（1）伴有皮质下梗死和白质脑病的常染色体显性遗传性脑动脉病（CADASIL）。

（2）烟雾病。

（3）多发性腔隙性脑梗死。

5. 肉芽肿性疾病

（1）结节病。

（2）Wegener 肉芽肿。

（3）淋巴瘤样肉芽肿。

6. 其他疾病

（1）颈椎病。

（2）颅内转移瘤。

（3）胶质瘤

（五）多发性硬化的治疗原则

MS 的治疗主要分为急性发作期治疗、缓解期的疾病修正治疗（DMT），以及对症及康复治疗，需要结合患者病情的严重程度、治疗意愿和经济条件，早期、合理选择治疗方案（图 6-11）。

1. 急性期治疗原则　减轻恶化期症状、缩短病程、改善残疾程度和防治并发症。

2. 缓解期治疗原则　以控制疾病进展和复发为主要目标，控制炎症，注意神经保护和修复。

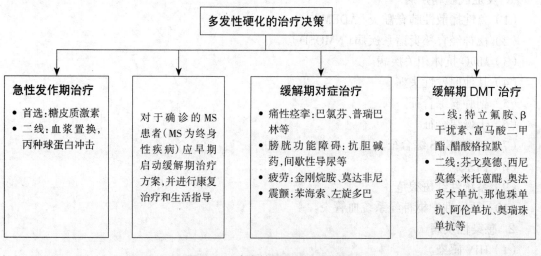

图 6-11　多发性硬化的治疗决策

（田代实　肖　君）

第七章

自身免疫性脑炎

病案　精神逐渐失控的青年女性

一、案例分析

【病史摘要】患者,女,25岁,精神异常1个月,间断四肢抽搐10天。患者于1个月前无明显诱因下出现精神行为异常,表现为目光呆滞、胡言乱语、情绪低落。于当地精神病医院就诊,考虑为精神分裂症,给予肌内注射地西泮、口服富马酸喹硫平片,症状稍有控制。1周后,患者出现四肢屈曲震颤、噘嘴、咀嚼动作;入我院前10天突然出现意识丧失、四肢抽搐、双眼上翻,持续数分钟缓解,意识恢复后对发病过程不能回忆;腰椎穿刺示脑脊液压力正常,蛋白含量、细胞数正常,脑电图提示全脑弥漫性慢波,头颅MRI无异常。考虑病毒性脑炎可能,给予阿昔洛韦0.5g静脉滴注,每8小时1次。患者症状未有缓解,频繁出现四肢强直痉挛抽搐,转入我院。

【体格检查】查体:昏睡,间断自发睁眼,查体不合作,四肢可见自主活动,四肢肌张力增高,四肢腱反射偏活跃,双侧病理征未引出,颈项强直4横指。

【辅助检查】血尿便三大常规、生化全套、红细胞沉降率、抗核抗体谱、ANCA系列检查均无异常。甲状腺功能、甲状腺过氧化物酶抗体和甲状腺球蛋白抗体阴性。乙肝病毒表面抗原、丙肝病毒抗体、人类免疫缺陷病毒抗体、梅毒螺旋体均阴性。

头颅MRI平扫+增强扫描:提示无异常。B超示左侧卵巢畸胎瘤可能。

脑脊液抗NMDAR抗体1∶32,血清抗NMDAR抗体1∶1。脑脊液二代测序无特殊。

【定位诊断思路】(图7-1)

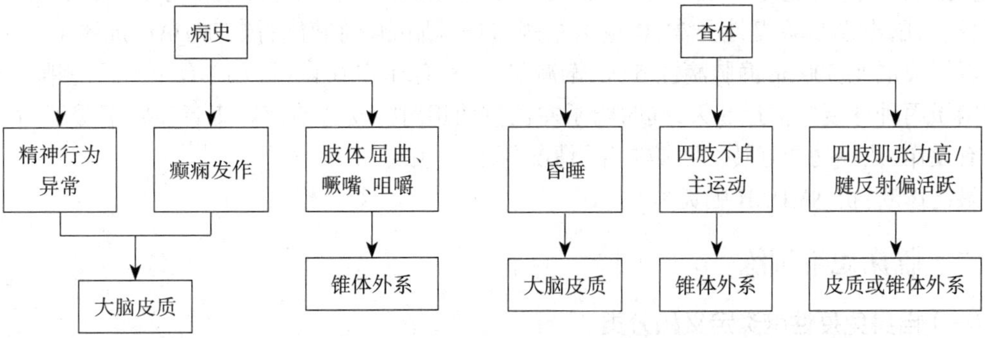

图7-1　病案的定位诊断思路

【诊断与鉴别诊断】(图7-2)

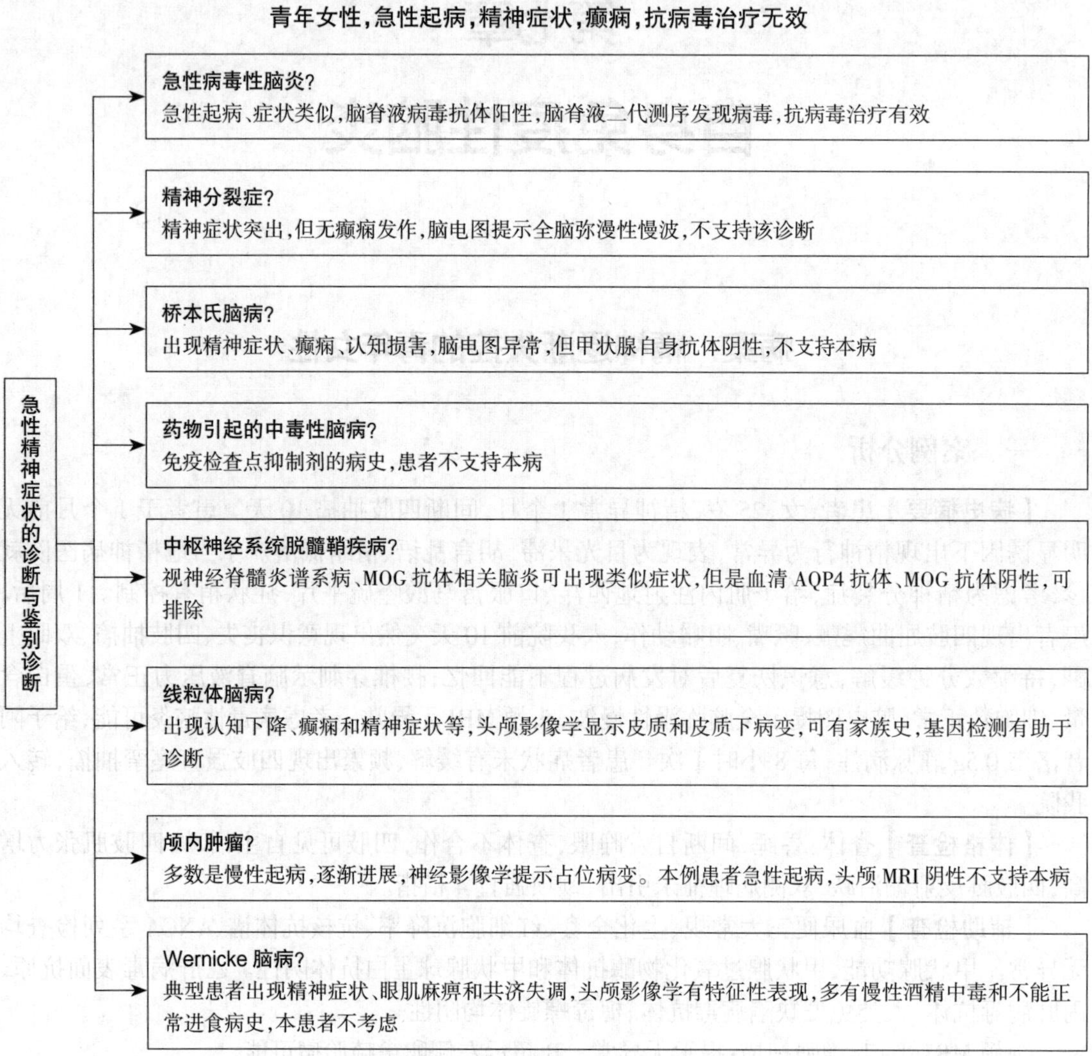

青年女性,急性起病,精神症状,癫痫,抗病毒治疗无效

急性精神症状的诊断与鉴别诊断

急性病毒性脑炎?
急性起病、症状类似,脑脊液病毒抗体阳性,脑脊液二代测序发现病毒,抗病毒治疗有效

精神分裂症?
精神症状突出,但无癫痫发作,脑电图提示全脑弥漫性慢波,不支持该诊断

桥本氏脑病?
出现精神症状、癫痫、认知损害,脑电图异常,但甲状腺自身抗体阴性,不支持本病

药物引起的中毒性脑病?
免疫检查点抑制剂的病史,患者不支持本病

中枢神经系统脱髓鞘疾病?
视神经脊髓炎谱系病、MOG 抗体相关脑炎可出现类似症状,但是血清 AQP4 抗体、MOG 抗体阴性,可排除

线粒体脑病?
出现认知下降、癫痫和精神症状等,头颅影像学显示皮质和皮质下病变,可有家族史,基因检测有助于诊断

颅内肿瘤?
多数是慢性起病,逐渐进展,神经影像学提示占位病变。本例患者急性起病,头颅 MRI 阴性不支持本病

Wernicke 脑病?
典型患者出现精神症状、眼肌麻痹和共济失调,头颅影像学有特征性表现,多有慢性酒精中毒和不能正常进食病史,本患者不考虑

图 7-2　病案的诊断与鉴别诊断

【最终诊断】本患者病程 1 个月,逐渐进展。临床以精神症状、癫痫为主,头颅 MRI 未见明显异常,脑电图示弥漫性异常,B 超示左侧卵巢畸胎瘤。脑脊液抗 NMDAR 抗体 1∶32。给予患者甲泼尼龙 500mg 静脉滴注 5 天,渐减量,丙种球蛋白 0.4g/(kg·d)治疗 5 天;相隔 2 周后再次给予丙种球蛋白治疗 5 天,同时给予左乙拉西坦对症支持治疗。患者症状渐缓解,癫痫症状未有发作,认知功能好转。随访 1 年,情况稳定。

最终诊断:抗 NMDAR 脑炎。

二、临床思维训练

(一)自身免疫性脑炎定义和分类

自身免疫性脑炎(autoimmune encephalitis,AE)是一类自身免疫反应介导的炎性脑病。根据自身抗体所对应的抗原细胞定位,一般分为抗神经元细胞表面抗原抗体相关脑炎和抗细胞内抗原抗体相关脑炎(表 7-1、表 7-2)。

表 7-1　抗神经元细胞表面抗原抗体相关脑炎

抗原	症状	伴发肿瘤比例	主要肿瘤类型
NMDA 受体	抗 NMDAR 脑炎	与年龄和性别有关	卵巢畸胎瘤
LGI1	边缘性脑炎	5%~10%	胸腺瘤
CASPR2	Morvan 综合征或边缘性脑炎	20%~50%	胸腺瘤
AMPA 受体	边缘性脑炎	65%	胸腺瘤、小细胞肺癌
GABA$_B$ 受体	边缘性脑炎	50%	小细胞肺癌
GABA$_A$ 受体	脑炎	<5%	胸腺瘤
mGluR5	脑炎	70%	Hodgkin 淋巴瘤
D$_2$ 受体	基底节脑炎	0%	—
IgLON5	脑病伴睡眠障碍	<10%	—
DPPX	脑炎	<10%	淋巴瘤

表 7-2　抗细胞内抗原抗体相关脑炎

抗原	症状	伴发肿瘤比例	主要肿瘤类型
Hu	边缘性脑炎	>95%	小细胞肺癌
Ma2	边缘性脑炎	>95%	睾丸精原细胞瘤
GAD	边缘性脑炎	25%	胸腺瘤、小细胞肺癌

（二）提示自身免疫性脑炎的线索

1. 急性或亚急性起病（<3 个月），出现短期记忆减退、意识水平改变或者精神症状。

2. 出现下列症状中的 1 项：新发的局灶性神经症状；癫痫症状（既往癫痫史不能解释）；脑脊液提示淋巴细胞为主的炎症；头颅 MRI 提示脑炎样改变。

3. 排除其他原因。

（三）急性精神症状患者抗 NMDAR 脑炎的诊断

可能诊断：①3 个月内出现下列 4 项主要症状：精神行为异常、认知异常、言语障碍、癫痫、运动障碍、意识水平下降、自主神经失调或者中枢性通气下降。②至少下列 1 项实验室异常：脑电图异常（局灶性或者弥漫性慢波、δ 刷或痫样活动）和脑脊液异常（淋巴细胞为主的炎症或寡克隆区带阳性）；③排除其他异常。

确诊：出现上述 1 个或多个症状，脑脊液抗 NMDAR 抗体阳性，同时排除其他病因。若只有血清抗体阳性，需要采用 TBA 与培养神经元进行间接免疫荧光法最终确认。

（四）抗 NMDAR 脑炎的诊断流程

抗 NMDAR 脑炎的诊断流程见图 7-3。

（五）抗 NMDAR 脑炎的治疗流程

抗 NMDAR 脑炎的治疗流程见图 7-4。

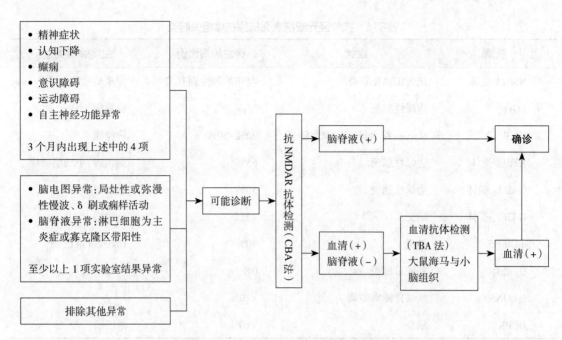

图 7-3 抗 NMDAR 脑炎的诊断流程

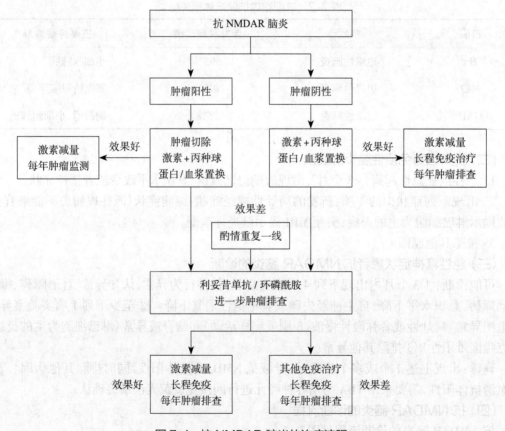

图 7-4 抗 NMDAR 脑炎的治疗流程

（梁　辉）

第八章

运动障碍性疾病

病案一　僵住了的周阿姨

一、案例分析

【**病史摘要**】患者,女,54岁,运动迟缓、四肢僵硬5年。5年前患者49岁时,无明显诱因出现行走步速较慢、步距较小,外出买菜所需时间由原来1小时增加至1.5小时,做家务(如洗衣、炒菜、拖地)均较前缓慢;同时患者自觉右侧肢体稍僵硬、发酸,活动不如左侧肢体灵活,右下肢更明显;书写时字体越写越小;声音嘶哑、单调、低沉,难以听懂。以上症状进行性进展。无明显静止性肢体抖动,姿势尚平稳,行走无摔跤,自觉记忆力及日常生活能力均无明显变化,未予重视,未经治疗。3年前患者运动迟缓较前更加严重,表现为完成原有家务所需时间更长,且切土豆丝等细小家务无法完成,系纽扣、穿鞋带等困难,同时自觉四肢僵硬不灵活,右侧更明显(原有症状加重),伴有明显静止性肢体抖动;同时出现姿势欠平稳,行走有前冲感,需借助外力(拉栏杆、家属搀扶等)来避免摔跤。患者为家庭主妇,无除草剂、杀虫剂、重金属等接触史。无高血压、糖尿病、震颤等家族遗传性疾病史,父母健在。

【**体格检查**】神志清,精神可,言语流利,语音低,问答合理,查体合作。高级皮质功能、感觉系统、共济系统功能正常,病理征(-)。视力粗测正常,双瞳孔等大等圆,直径3.0mm,光敏,眼球活动好,未及眼震,眉心征(+),双侧面部针刺觉无异常,双侧额纹、鼻唇沟对称无变浅,双耳听力粗测正常,伸舌居中,悬雍垂居中,双侧软腭上抬正常,双侧咽反射(+),转颈耸肩有力。颈肌张力高,四肢肌张力铅管样增高,右侧更明显,四肢肌力5级,双侧腱反射对称(+)。行走步距较小,动作缓慢,双手轮替差,行走联动少。双侧指鼻实验(-),双侧跟膝胫实验(-),闭目难立征(-),双侧病理征(-)。

【**定位诊断思路**】(图8-1)

【**定性诊断与鉴别诊断**】(图8-2)

【**最终诊断**】患者头颅MRI检查未见明显异常,予以多巴丝肼1/4粒,每日三次,口服,逐渐加量至3/4粒,每日四次,时间为6:00、11:00、17:00、22:00;后病程中加用金刚烷胺1粒,每日两次(7:30、15:30),司来吉兰1粒,每日两次(7:30、15:30)。患者自觉运动迟缓及肢体僵硬较前好转。

最终诊断:原发性帕金森病。

二、临床思维训练

(一)帕金森综合征(Parkinsonism)的诊断标准

帕金森综合征诊断的确立是诊断帕金森病的先决条件。诊断帕金森综合征基于3个核心

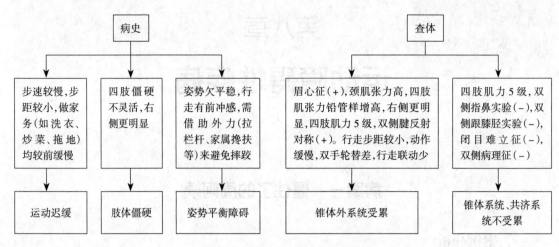

图 8-1　病案一的定位诊断思路

中年女性,隐匿起病,慢性病程,逐渐加重

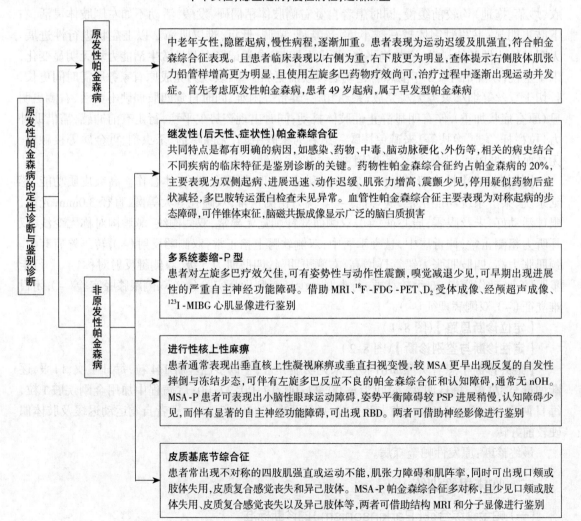

图 8-2　病案一的定性诊断与鉴别诊断

运动症状,即必备运动迟缓和至少存在静止性震颤或肌强直2项中的1项,上述症状必须是显而易见的,且与其他干扰因素无关。对所有核心运动症状的检查必须按照统一帕金森病评估量表(UPDRS)中所描述的方法进行。

1. 运动迟缓 即运动缓慢和在持续运动中运动幅度或速度的下降(或者逐渐出现迟疑、犹豫或暂停)。该项可通过国际运动障碍学会统一帕金森病评估量表(MDS-UPDRS)中手指敲击、手部运动、旋前-旋后运动、脚趾敲击和足部拍打来评定。在可以出现运动迟缓症状的各个部位(包括发声、面部、步态、中轴、四肢)中,肢体运动迟缓是确立帕金森综合征诊断所必需的。

2. 肌强直 即当患者处于放松体位时,四肢及颈部主要关节的被动运动缓慢。强直特指"铅管样"抵抗,不伴有"铅管样"抵抗而单独出现的"齿轮样"强直是不满足强直的最低判定标准的。

3. 静止性震颤 即肢体处于完全静止状态时出现4~6Hz震颤(运动起始后被抑制)。可在问诊和体检中以国际运动障碍学会统一帕金森病评估量表(UPDRS)作为标准判断。单独的运动性和姿势性震颤不满足帕金森综合征的诊断标准。

(二)帕金森病的诊断

一旦患者明确存在帕金森综合征表现,可按照以下标准进行临床诊断。临床确诊的帕金森病需要具备:①不存在绝对排除标准(absolute exclusion criteria);②至少存在2条支持标准(supportive criteria);③没有警示征象(red flags)。

临床很可能的帕金森病需要具备:①不符合绝对排除标准;②如果出现警示征象则需要通过支持标准来抵消:如果出现1条警示征象,必须需要至少1条支持标准抵消;如果出现2条警示征象,必须需要至少2条支持标准抵消;如果出现2条以上警示征象,则诊断不能成立。

支持标准:①患者对多巴胺类药物的治疗明确且显著有效。在初始治疗期间,患者的功能可恢复或接近至正常水平。在没有明确记录的情况下,初始治疗的显著应答可定义为以下两种情况:a. 药物剂量增加时症状显著改善,剂量减少时症状显著加重。以上改变可通过客观评分(治疗后UPDRS-Ⅲ评分改善超过30%)或主观描述(由患者或看护者提供的可靠且显著的病情改变)来确定;b. 存在明确且显著的开/关期症状波动,并在某种程度上包括可预测的剂末现象。②出现左旋多巴诱导的异动症。③临床体检观察到单个肢体的静止性震颤(既往或本次检查)。④以下辅助检测阳性有助于鉴别帕金森病与非典型性帕金森综合征:存在嗅觉减退或丧失,或头颅超声显示黑质异常高回声(>20mm^2),或心脏间碘苄胍显像法显示心脏去交感神经支配。

绝对排除标准:①存在明确的小脑性共济失调,或者小脑性眼动异常(持续的凝视诱发的眼震、巨大方波跳动、超节律扫视)。②出现向下的垂直性核上性凝视麻痹,或者向下的垂直性扫视选择性减慢。③在发病后5年内,患者被诊断为高度怀疑的行为变异型额颞叶痴呆或原发性进行性失语。④发病3年后仍局限于下肢的帕金森样症状。⑤多巴胺受体阻滞剂或多巴胺耗竭剂治疗诱导的帕金森综合征,其剂量和时程与药物性帕金森综合征相一致。⑥尽管病情为中等严重程度(即根据MDS-UPDRS,评定肌强直或运动迟缓的计分>2分),但患者对高剂量(不少于600mg/d)左旋多巴治疗缺乏显著的治疗应答。⑦存在明确的皮质复合感觉丧失(如在主要感觉器官完整的情况下出现皮肤书写觉和实体辨别觉损害),以及存在明确的肢体观念运动性失用或进行性失语。⑧分子神经影像学检查突触前多巴胺能系统功能正常。⑨存在明确可导致帕金森综合征或疑似与患者症状相关的其他疾病,或者基于全面诊断评估,由专业医师判断其可能为其他综合征,而非帕金森病。出现上述任何1项即可排除帕金森病的诊断

（但不应将有明确其他原因引起的症状算入其中，如外伤等）。

警示征象：①发病后5年内出现快速进展的步态障碍，以至于需要经常使用轮椅。②运动症状或体征在发病后5年内或5年以上完全不进展，除非这种病情的稳定与治疗相关。③发病后5年内出现球麻痹症状，表现为严重的发音困难，构音障碍或吞咽困难（需进食较软的食物，或通过鼻胃管、胃造瘘进食）。④发病后5年内出现吸气性呼吸功能障碍，即在白天或夜间出现吸气性喘鸣或者频繁的吸气性叹息。⑤发病后5年内出现严重的自主神经功能障碍，包括：体位性低血压，即在站起后3分钟内，收缩压下降至少30mmHg（1mmHg=0.133kPa）或舒张压下降至少20mmHg，并排除脱水、药物或其他可能解释自主神经功能障碍的疾病；发病后5年内出现严重的尿潴留或尿失禁（不包括女性长期存在的低容量压力性尿失禁），且不是简单的功能性尿失禁（如不能及时如厕）。对于男性患者，尿潴留必须不是由前列腺疾病所致，且伴发勃起障碍。⑥发病后3年内由于平衡障碍导致反复（>1次/年）跌倒。⑦发病后10年内出现不成比例的颈部前倾或手足挛缩。⑧发病后5年内不出现任何一种常见的非运动症状，包括嗅觉减退、睡眠障碍（睡眠维持性失眠、日间过度嗜睡、快速动眼期睡眠行为障碍）、自主神经功能障碍（便秘、日间尿急、症状性体位性低血压）、精神障碍（抑郁、焦虑、幻觉）。⑨出现其他原因不能解释的锥体束征。⑩起病或病程中表现为双侧对称性的帕金森综合征症状，没有任何侧别优势，且客观体检亦未观察到明显的侧别性。

（三）帕金森病与帕金森综合征分类

帕金森病与帕金森综合征分类见表8-1。

表8-1　帕金森病与帕金森综合征分类

类型	名称或病因
原发性	原发性帕金森病、少年型帕金森综合征
继发性（后天性、症状性）	感染：脑炎后、慢病毒感染； 药物：神经安定剂（吩噻嗪类及丁酰苯类）、利血平、甲氧氯普胺、α-甲基多巴、锂、氟桂利嗪、桂利嗪； 毒物：MPTP及其结构类似的杀虫剂和除草剂、一氧化碳、锰、汞、二硫化碳、甲醇、乙醇； 血管性：多发性脑梗死、低血压性休克； 外伤：拳击性脑病； 其他：甲状旁腺功能异常、甲状腺功能减退、肝脑变性、脑瘤、正常压力性脑积水
遗传变性	常染色体显性遗传路易小体病、亨廷顿病、肝豆状核变性、苍白球黑质红核色素变性、脊髓小脑变性、家族性基底节钙化、家族性帕金森综合征伴周围神经病、神经棘红细胞增多症
多系统变性（帕金森叠加综合征）	进行性核上性麻痹、多系统萎缩-P型、多系统萎缩-C型、帕金森综合征-痴呆-肌萎缩性侧索硬化复合征、皮质基底节变性、偏侧萎缩-偏侧帕金森综合征

（四）帕金森病的鉴别诊断

1. 继发性帕金森综合征　共同特点是都有明确的病因，如感染、药物、中毒、脑动脉硬化、外伤等，相关的病史结合不同疾病的临床特征是鉴别诊断的关键。药物性帕金森综合征约占帕金森综合征的20%，主要表现为双侧起病、进展迅速、动作迟缓、肌张力增高、震颤少见，停用疑似药物后症状减轻，多巴胺转运蛋白检查未见异常。血管性帕金森综合征主要表现为对称起病的步态障碍，可伴锥体束征，脑磁共振成像显示广泛的脑白质损害。

2. 伴发于其他神经变性疾病的帕金森综合征 不少神经变性疾病具有帕金森综合征表现。这些神经变性疾病各有其特点,有些有遗传性,有些为散发性,除程度不一的帕金森综合征表现外,还有其他征象,如不自主运动、垂直性眼球凝视障碍(见于进行性核上性麻痹)、体位性低血压(Shy-Drager综合征)、小脑性共济失调(橄榄体脑桥小脑萎缩)、早期出现严重的痴呆和视幻觉(路易小体痴呆)、角膜色素环(肝豆状核变性)、皮质复合感觉缺失和锥体束征(皮质基底节变性)等。另外,这些疾病所伴发的帕金森症状,常以强直、少动为主,静止性震颤很少见,都以双侧起病(除皮质基底节变性外),对左旋多巴治疗不敏感。

3. 其他 特发性震颤临床上以双上肢姿势性或动作性震颤为特点,可伴有下肢、头部、口面部或声音震颤,另有30%患者可表现出静止性震颤。30%~70%的患者有家族史,多呈常染色体显性遗传。特发性震颤与帕金森症状可同时存在,称为特发性震颤帕金森病(essential tremor-Parkinson disease,ET-PD)。部分特发性震颤患者从发病到表现为帕金森综合征的平均潜伏期为14年。抑郁症可伴有表情贫乏、言语单调、随意运动减少,但无肌强直和震颤,抗抑郁剂治疗有效。早期帕金森症状限于一侧肢体,患者常主诉一侧肢体无力或不灵活,若无震颤,易误诊为脑血管病或颈椎病,仔细体检易于鉴别。

(五)治疗原则

1. 综合治疗 运动症状和非运动症状均会影响患者工作和日常生活能力,降低生活质量。因此应采取全面综合治疗。

2. 多学科治疗模式 药物治疗作为首选,是主要治疗手段。手术治疗则是药物治疗不佳时的一种有效补充手段,肉毒毒素注射是治疗局部痉挛和肌张力障碍的有效方法,运动与康复治疗、心理干预与照料护理则适用于治疗全程。

3. 全程管理 目前的手段只能改善症状,不能阻止病情的发展,更无法治愈。因此,治疗不仅应立足当前,还需长期管理,以达到长期获益。

(六)帕金森病药物治疗流程

用药原则:以达到有效改善症状,提高工作能力和生活质量为目标。提倡早诊断、早治疗;坚持"剂量滴定",以避免产生药物急性副作用,力求实现"尽可能以小剂量达到满意的临床效果"的用药原则,避免或降低运动并发症的发生率;治疗应遵循一般兼顾个体化原则,不同患者的用药选择需要综合考虑患者的疾病特点(是以震颤为主,还是以强直少动为主)和疾病严重度、有无认知障碍、发病年龄、就业状况、有无共病、药物可能的副作用、患者的意愿、经济承受能力等因素(图8-3)。尽可能避免、推迟或减少药物的副作用和运动并发症。药物治疗时不能突然停药,特别是使用左旋多巴或大剂量多巴胺受体激动剂时,以免发生撤药恶性综合征。

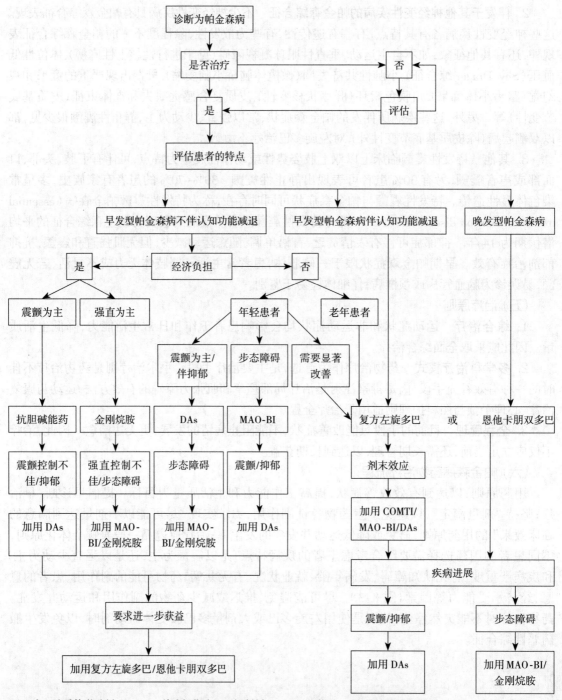

DAs：多巴胺受体激动剂；MAO-BI：单胺氧化酶 B 型抑制剂；COMTI：儿茶酚-O-甲基转移酶抑制剂。

图 8-3　帕金森病药物治疗流程

（康文岩）

病案二 反复震颤的老年女性

一、案例分析

【病史摘要】患者,女,70岁,双上肢震颤10年余。患者10余年前无明显诱因缓慢出现双上肢震颤,表现为持物、夹菜、饮水时明显,紧张时加重,睡眠时消失。双上肢震颤程度接近,未累及下肢及头部。不伴肢体僵硬、动作缓慢、行走困难、讲话不清、声音颤抖、记忆力下降。患者自觉震颤程度较轻,日常生活基本不受影响,震颤的幅度及频率近10年无明显加重。患者睡眠可,大小便如常。否认特殊疾病史和特殊用药史,否认毒物接触史,患者哥哥有相同震颤病史。

【体格检查】神志清楚,语言清晰,对答切题,定向力、记忆力和计算力可。双侧瞳孔等大等圆,直径3.0mm,对光反射灵敏,眼球活动可,构音清,其他脑神经检查未见异常。四肢肌力5级,肌张力无增高或减低,双上肢可见姿势性震颤,双上肢轮替动作、手指拍打完成灵活,体态正常,行走自如,双侧指鼻试验及跟膝胫试验完成好,闭目难立征(−),后拉试验(−),全身痛触觉对称存在,四肢腱反射对称存在,双侧病理征未引出。颈软,脑膜刺激征阴性。

【定位诊断思路】(图8-4)

【定性诊断与鉴别诊断】(图8-5)

【最终诊断】患者肝肾功能、电解质、血糖、甲状腺功能、血清铜蓝蛋白均正常,既往行头部影像学检查未见明显基底节异常信号、小脑萎缩等异常征象,未行进一步影像学检查。患者震颤程度较轻,不影响日常生活也未引起心理困扰,暂无须治疗。积极开展患者教育,鼓励患者保持轻松愉悦心情,同时随诊观察,必要时可行相关基因检测。

最终诊断:原发性震颤。

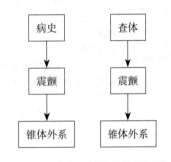

图8-4 病案二的定位诊断思路

二、临床思维训练

(一)震颤的分类

震颤的分类见图8-6。

(二)震颤的常见病因

1. 姿势性和动作性震颤

(1)加强的生理性震颤:甲状腺功能亢进、肾上腺功能亢进、低血糖及焦虑、恐惧等精神心理因素。

(2)原发性震颤。

(3)乙醇戒断性震颤。

2. 静止性震颤

(1)帕金森病。

(2)帕金森叠加综合征。

3. 意向性震颤

(1)小脑病变:卒中、肿瘤、脓肿及Friedreich共济失调等。

(2)多发性硬化。

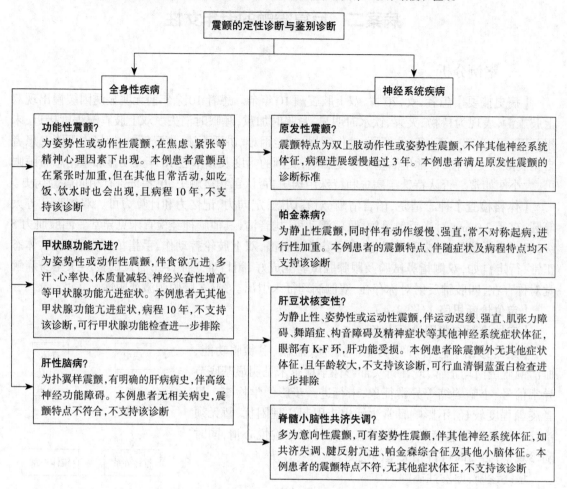

图 8-5　病案二的定性诊断与鉴别诊断

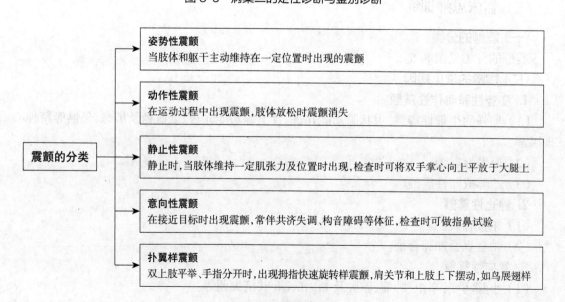

图 8-6　震颤的分类

4. 扑翼样震颤

（1）肝性脑病。

（2）高碳酸血症、尿毒症及苯妥英钠过量等。

（三）震颤的诊断流程

震颤的诊断流程见图 8-7。

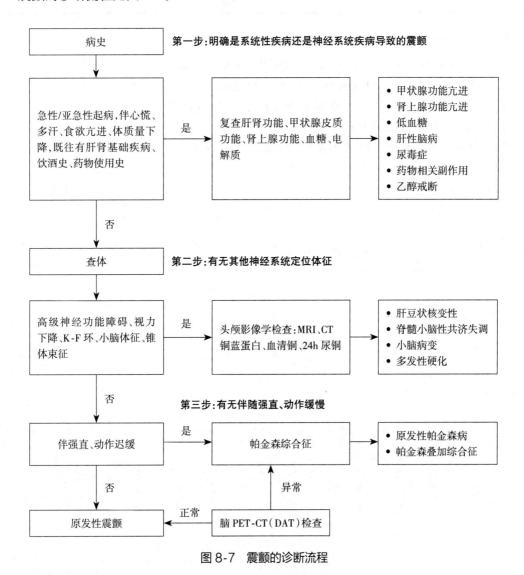

图 8-7 震颤的诊断流程

（四）震颤的分级

震颤的分级见表 8-2。

表 8-2 震颤的分级

级别	震颤程度及频率
0 级	无
I 级	轻，较少感觉到或为间断性

级别	震颤程度及频率
Ⅱ级	中度,振幅 <2cm,间断性
Ⅲ级	明显,振幅 2~4cm
Ⅳ级	严重,振幅 >4cm

(五) 原发性震颤的治疗原则

1. 轻度、不影响日常生活或不引起心理困扰的 I 级震颤无须治疗,只需进行宣教和安慰。

2. Ⅱ级震颤患者由于工作或社交需要,可选择间歇性服药以减轻症状。

3. 影响日常生活和工作的Ⅱ~Ⅳ级震颤患者,需要药物治疗。

4. 药物难治性重症震颤患者可考虑手术治疗。

5. 头部或声音震颤患者可选择 A 型肉毒毒素注射治疗。

（张为西）

第九章

癫痫

病案 反复四肢抽搐的青年男性

一、案例分析

【病史摘要】患者,男,24 岁,发作性四肢抽搐 1 年。患者 1 年前在睡眠中不明原因突然尖叫一声,随后家属发现其眼球上翻,牙关紧闭,口吐白沫,四肢抽搐,呼之不应,有小便失禁,2~4 分钟后清醒,事后不能回忆,恢复后自觉轻微头痛,全身酸痛。无视物模糊、黑矇、发热、头痛、恶心等。患者在 1 年内出现 5 次类似发作,每次症状相似,发作间期患者正常。患者幼年发热时有抽搐,具体情况不详。门诊视频脑电图提示发作间期频见各导联全面性对称性高至极高波幅尖慢波。否认慢性疾病史和特殊用药史,否认手术外伤史,否认毒物接触史,否认相关家族史。

【体格检查】神志清楚,语言清晰,对答切题,定向力、记忆力和计算力正常。双侧瞳孔等大等圆,直径 3.0mm,对光反射灵敏,眼球活动可,其余脑神经检查亦未见异常。四肢肌张力正常,肌力 5 级,四肢腱反射对称(++),双侧病理征(-)。颈软,克尼格征(-)。

【诊断与鉴别诊断】(图 9-1)

【最终诊断】患者视频脑电图提示发作间期频见各导联全面性对称性高至极高波幅尖慢波;头部 MRI 检查未见明显异常;血常规及生化指标均未见明显异常。给予患者丙戊酸钠起始剂量 1 000mg/d,逐渐增加至 1 500mg/d 维持,定期复查血常规及肝功能,患者发作症状逐渐控制。同时积极开展患者教育,引导患者调整健康的生活习惯及方式。

最终诊断:癫痫全面强直-阵挛性发作。

二、临床思维训练

(一)癫痫的发病机制

癫痫是一组由已知或未知病因引起,脑部神经元高度同步化,且常具有自限性的异常放电所导致的综合征。以反复性、发作性、短暂性、通常为刻板性的中枢神经系统功能失常为特征。由于异常放电神经元的起始位置不同,放电扩展的范围不同,患者的发作可表现为感觉、运动、意识、精神、行为、自主神经功能障碍或兼有之。癫痫发病机制仍未完全阐明,但一些重要发病环节目前已知(图 9-2)。

(二)疑似癫痫患者的检查

对于临床上疑似癫痫的患者,可选择电生理、影像学、实验室检查等手段进一步诊断。

1. 电生理检查

(1)脑电图(EEG):EEG 可反映大脑的脑电活动,是诊断癫痫发作和癫痫的最重要的辅助

青年男性,1年病程,表现为反复发作性四肢抽搐伴意识丧失

癫痫全面强直-阵挛性发作?
癫痫临床发作有两个主要特征。共性:即发作性、短暂性、重复性、刻板性。个性:即不同类型癫痫发作所具有的特征。全面强直-阵挛性发作的特征为意识丧失、双侧肢体强直然后紧跟有阵挛的序列活动,可伴小便失禁。此外,该患者发作间期脑电图可见广泛性痫样放电。本例患者符合癫痫全面强直-阵挛性发作的诊断标准

晕厥?
通常由精神紧张、精神刺激、过度疲劳、突然体位改变、闷热或者拥挤的环境和疼痛刺激等因素诱发,表现为持续数分钟的意识丧失,发作前后通常伴有出冷汗、面色苍白、恶心、头重脚轻和乏力等症状。本例患者无上述诱因,结合发作症状及脑电图表现,不支持该诊断

短暂性脑缺血发作?
多见于老年伴基础疾病患者,一般表现为神经功能的缺失症状(运动和感觉功能缺失)。症状开始就达到高峰,随后逐渐缓解。本例患者表现为反复发作的意识丧失、四肢抽搐等症状,不支持该诊断

假性发作(心因性发作)?
患者的描述通常比较模糊,缺乏明确的特征,每次发作亦有不同。患者主诉较多,全身抽搐样发作而意识正常的情况在假性发作中比较常见。本例患者发作具有典型的发作性、短暂性、重复性、刻板性,辅以脑电图结果,不支持该诊断

偏头痛?
表现为全头或头的一部分的剧烈疼痛,常伴恶心、呕吐,发作前可以有先兆,例如暗点、失语、逐渐扩展的麻木和偏瘫,发作持续时间长,意识障碍较为少见。本例患者无明显先兆症状和视幻觉,发作具有癫痫发作的共性特点,伴随症状少,不支持该诊断

发作性睡病?
突发不可抑制的睡眠、睡眠瘫痪、入睡前幻觉、猝倒症四联征。本例患者不支持该诊断

高血压脑病?
不同程度的意识障碍,剧烈头痛、恶心、呕吐及惊厥是高血压脑病主要的全脑症状,随血压降低而症状逐渐消失是与癫痫性惊厥鉴别的重要依据。本例患者既往无高血压病史,发作前后无剧烈头痛,不支持该诊断

低血糖症?
血糖水平 <2mmol/L 可产生局部癫痫样抽动,多为胰岛 β 细胞瘤患者以及长期服用降糖药的 2 型糖尿病患者。本例患者无相关病史,测血糖浓度即可鉴别

癫痫的诊断与鉴别诊断

图 9-1　病案的诊断与鉴别诊断

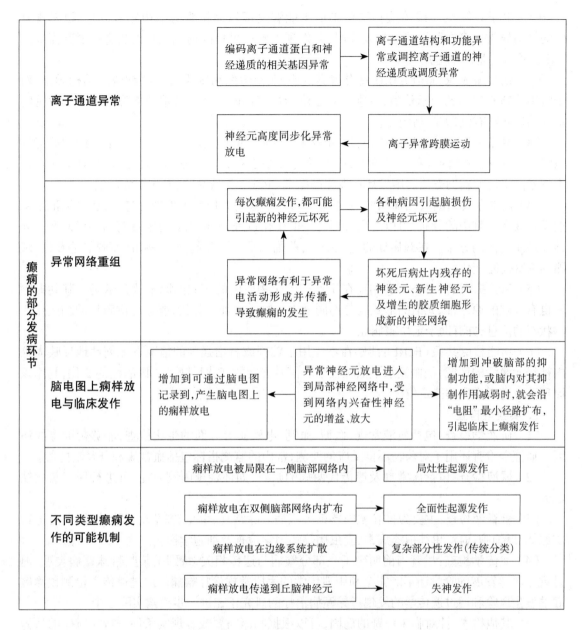

图9-2 癫痫的部分发病环节

检查手段。许多患者发作间期EEG可见棘波、尖波、棘-慢或尖-慢复合波,具有诊断特异性。癫痫放电形态及部位也是癫痫分类依据。过度换气、闪光刺激或剥夺睡眠可激活癫痫放电,脑电背景活动变慢或局限性慢波也有一定的诊断意义。视频EEG可同步监测记录患者发作情况。

（2）脑磁图（MEG）:MEG是一种较新的无创性的脑功能检测技术,其原理是检测皮质神经元容积传导电流产生的磁场变化,与EEG可以互补,有条件的单位可用于癫痫灶的定位和功能区定位,并非常规检查。

2. 影像学检查 可确定脑结构异常或病变,有助于癫痫诊断和分类,以及病因诊断。

（1）电子计算机 X 线体层扫描（CT）：CT 能够发现较为粗略的结构异常，但难以发现细微的结构异常。多在急性的癫痫发作时，或发现大脑有可疑的钙化灶和无法进行磁共振成像（MRI）检查的情况下应用。

（2）磁共振成像（MRI）：MRI 具有很高的空间分辨率，可能发现一些细微的结构异常，对于病因诊断有很高的提示价值，特别是对于难治性癫痫的评估。特定的成像技术对于发现特定的结构异常有效，如海马硬化。

（3）单光子发射计算机断层扫描（SPECT）：指通过向体内注射能够发射 γ 射线的放射性示踪药物后，检测体内 γ 射线的发射，来进行成像的技术，以反映脑灌注的情况，可作为难治性癫痫术前定位的辅助方法。癫痫灶在发作间歇期 SPECT 为低灌注，发作期为高灌注。

（4）正电子发射断层扫描（PET）：正电子参与了脑内大量的生理动态过程，通过标记示踪剂反映其在大脑中的分布，可以定量分析特定的生化过程，如可以测定脑葡萄糖的代谢及不同神经递质受体的分布。在癫痫灶的定位中，目前临床常用示踪剂为 ^{18}F 标记 2-脱氧葡萄糖，观测局部脑代谢变化。

（5）磁共振波谱（MRS）：利用存在于不同生化物质中的相同的原子核在磁场下其共振频率也有差别的原理，以光谱的形式区分不同的生化物质并加以分析，能够提供癫痫的脑生化代谢状态的信息，并有助于定位癫痫灶。

（6）功能核磁共振（fMRI）：能够在不应用示踪剂或者增强剂的情况下无创性地反映大脑内神经元激活的区域，是血氧水平依赖技术。信号强度的变化反映了该区灌注的变化，利用该原理可以进行皮质功能定位。

3. 实验室检查

（1）血液学检查：包括血液常规、血糖、血钙、电解质等方面的生化检查，能够帮助寻找病因。血液学检查还用于对药物不良反应的监测，常用的监测指标包括血常规和肝肾功能等。

（2）尿液检查：包括尿常规及遗传代谢病的筛查，如怀疑苯丙酮尿症，可进行尿三氯化铁试验。

（3）脑脊液检查：主要为排除颅内感染等疾病。除常规、生化、细菌培养涂片外，还可进行支原体、巨细胞病毒、单纯疱疹病毒、囊虫病等病因学检查及细胞学检查。

（4）遗传学检查：尽管当前明确了一部分癫痫与遗传相关，特别是某些特殊癫痫类型，但是现今医学发展的阶段还不能完全利用遗传学的手段常规诊疗癫痫。通过遗传学检测预测癫痫的发生风险和通过遗传学的发现指导癫痫治疗的研究正在进一步摸索实践之中。

（5）其他检查：针对临床可疑的病因，可以根据临床需要或者现实条件进行相对应的特异性检查。例如，对于怀疑有中毒导致癫痫发作的患者，可以进行毒物筛查等。

（三）癫痫的最新分类标准

1. 癫痫发作及癫痫分类修订指南　2017 年国际抗癫痫联盟（International League Against Epilepsy，ILAE）发布了最新的癫痫发作及癫痫分类修订指南，如图 9-3 所示。

2. 癫痫综合征的分类　略。

（四）癫痫的诊断流程

癫痫的诊断流程，见图 9-4。

（五）癫痫临床实用性定义

为增加临床实践诊断癫痫的可操作性，ILAE 于 2014 年发布了癫痫的临床实用性定义，提出诊断癫痫的条件是：

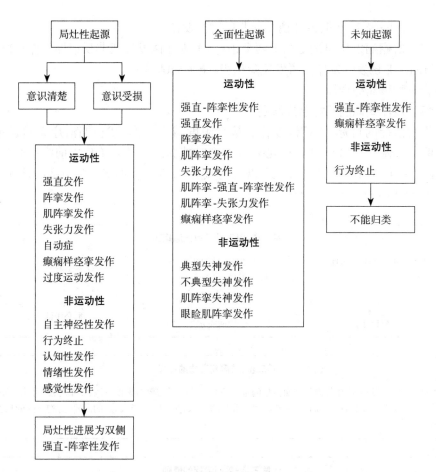

图 9-3 癫痫发作及癫痫分类修订指南

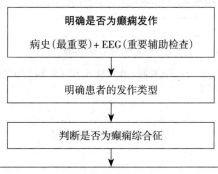

图 9-4 癫痫的诊断流程

1. 至少 2 次间隔 24 小时的非诱发或非反射性发作。

2. 只有 1 次癫痫发作但满足如下两个条件:①为非诱发性或非反射性发作;②未来 10 年再发风险与两次非诱发性发作后再发风险相当(至少>60%)。

3. 符合某种癫痫综合征。

(六) 癫痫发作间期的药物治疗原则

癫痫药物治疗的目标:①控制发作或最大限度减少发作;②长期治疗无明显不良反应;③使患者保持或恢复其原有的生理、心理和社会功能状态。开始治疗之前应该充分向患者本人或其监护人解释长期治疗的意义以及潜在的风险,以获得他们对治疗方案的认同,并保持良好的依从性(图 9-5)。

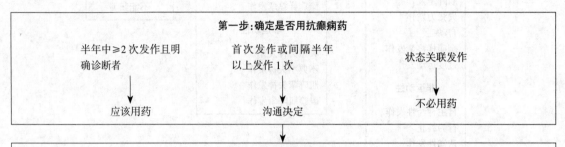

第一步:确定是否用抗癫痫药

半年中≥2 次发作且明　　　首次发作或间隔半年　　　　　　状态关联发作
确诊断者　　　　　　　　　以上发作 1 次

应该用药　　　　　　　　　沟通决定　　　　　　　　　不必用药

第二步:抗癫痫药物的选择

根据发作类型和综合征分类选择药物是癫痫治疗的基本原则。同时还需要考虑以下因素:禁忌证、可能的副作用、达到治疗剂量的时间、服药次数及恰当的剂型、特殊治疗人群(如育龄妇女、儿童、老人等)的需要、药物之间的相互作用以及药物来源和费用等

第三步:单药治疗的原则

如果一种一线药物已达最大可耐受剂量仍然不能控制发作,可加用另一种一线或二线药物,至发作控制或最大可耐受剂量后逐渐减掉原有的药物,转换为单药。如果两次单药治疗无效,预示属于难治性癫痫的可能性较大,可以考虑合理的多药治疗

第四步:合理的多药治疗

不增加不良反应而获得满意的发作控制。应该避免同一作用机制、相同副作用的抗癫痫药物联合应用,以及有明显的药代动力学方面相互作用的药物联合应用

第五步:严密观察不良反应

定期体检,查肝肾功能、血尿常规

第六步:抗癫痫药物的调整

长期服药,不得随意增减停换药物;渐增、慢减,逐一增减药物;先增新药,后减旧药,一周的过渡期。停药原则:全面强直-阵挛性发作控制 4~5 年后,失神发作控制半年后,缓慢、逐渐减量后停药,过渡期≥1~15 年,有自动症者可能需要长期服药

图 9-5　癫痫的治疗

(肖　飞)

第十章

头 痛

病案 反复头痛的中年女性

一、案例分析

【病史摘要】患者,女,40岁,头痛10余年。患者近10年无明显诱因出现双侧额颞部紧箍样疼痛,偶伴轻度恶心,无呕吐,无畏光畏声,无视物模糊、发热等其他不适。自觉头痛程度轻至中度,可以维持正常工作与生活,日常活动及休息不会明显加重或者缓解头痛的情况。上述头痛症状反复发作,刚开始每个月有1~2天出现头痛,近半年来,头痛发作频率增加,发作形式同前,几乎每天出现,每次持续1~2小时,患者自觉可能和工作压力大有关。休息可缓解头痛,偶尔为了工作会服用布洛芬等止痛药物以达到迅速止痛的目的。1周前在外院行头部磁共振平扫检查未见明显异常。否认特殊疾病史和特殊用药史,否认毒物接触史,否认相关家族史。

【体格检查】神志清楚,语言清晰,对答切题,定向力、记忆力和计算力可。双侧瞳孔等大等圆,直径3.0mm,对光反射灵敏,眼球活动可,其他脑神经检查未见异常。四肢肌力5级,肌张力可,四肢腱反射(++),双侧病理征阴性。颈软,克尼格征阴性。双侧颞部肌肉压痛明显,局部按压偶可诱发头痛。

【定位诊断思路】(图10-1)

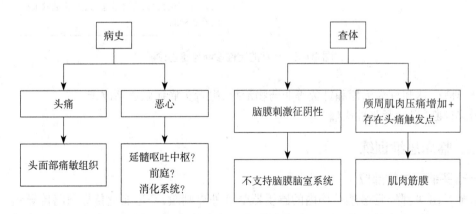

图10-1 病案的定位诊断思路

【定性诊断与鉴别诊断】(图10-2)

【最终诊断】患者既往行头部影像学检查未见明显异常,且头痛症状发作形式稳定,未行进一步影像学检查,血常规、C-反应蛋白等血液检查均未见明显异常。给予患者阿米替林30mg/d预防性治疗,同时积极开展患者教育,鼓励患者调整健康的生活方式,记录头痛日记;配

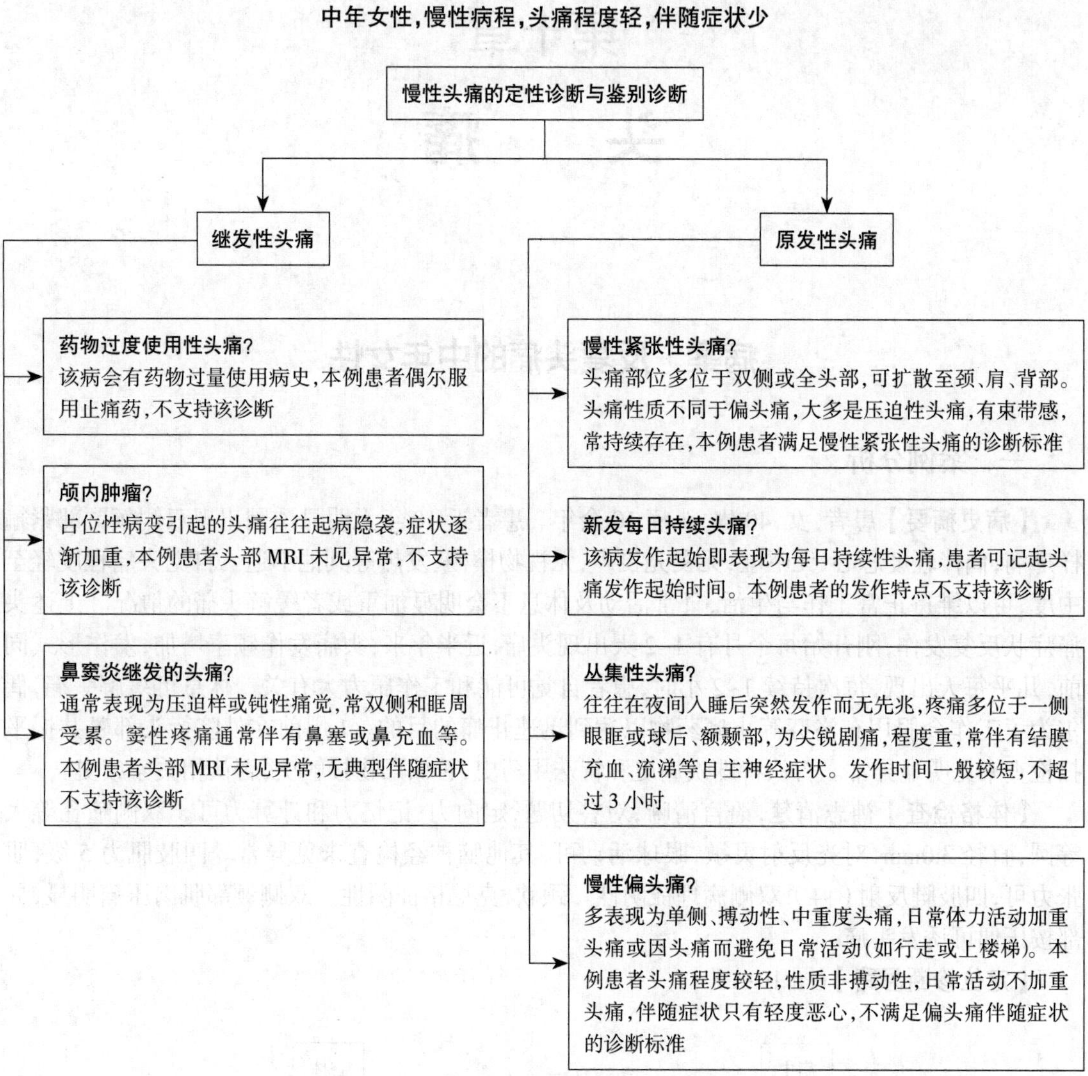

中年女性,慢性病程,头痛程度轻,伴随症状少

```
           慢性头痛的定性诊断与鉴别诊断
                        │
            ┌───────────┴───────────┐
        继发性头痛                原发性头痛
```

药物过度使用性头痛?
该病会有药物过量使用病史,本例患者偶尔服
用止痛药,不支持该诊断

颅内肿瘤?
占位性病变引起的头痛往往起病隐袭,症状逐
渐加重,本例患者头部 MRI 未见异常,不支持
该诊断

鼻窦炎继发的头痛?
通常表现为压迫样或钝性痛觉,常双侧和眶周
受累。窦性疼痛通常伴有鼻塞或鼻充血等。
本例患者头部 MRI 未见异常,无典型伴随症状
不支持该诊断

慢性紧张性头痛?
头痛部位多位于双侧或全头部,可扩散至颈、肩、背部。
头痛性质不同于偏头痛,大多是压迫性头痛,有束带感,
常持续存在,本例患者满足慢性紧张性头痛的诊断标准

新发每日持续头痛?
该病发作起始即表现为每日持续性头痛,患者可记起头
痛发作起始时间。本例患者的发作特点不支持该诊断

丛集性头痛?
往往在夜间入睡后突然发作而无先兆,疼痛多位于一侧
眼眶或球后、额颞部,为尖锐剧痛,程度重,常伴有结膜
充血、流涕等自主神经症状。发作时间一般较短,不超
过 3 小时

慢性偏头痛?
多表现为单侧、搏动性、中重度头痛,日常体力活动加重
头痛或因头痛而避免日常活动(如行走或上楼梯)。本
例患者头痛程度较轻,性质非搏动性,日常活动不加重
头痛,伴随症状只有轻度恶心,不满足偏头痛伴随症状
的诊断标准

图 10-2 病案的定性诊断与鉴别诊断

合按摩、理疗、认知行为治疗和针灸等非药物治疗,患者头痛症状逐渐改善。

最终诊断:慢性紧张性头痛。

二、临床思维训练

(一) 头痛产生的部位

头痛是由头部痛觉敏感结构内的感受器受到外界刺激,经过痛觉传导通路传导到大脑皮质而产生的。单独累及颅骨、大部分硬脑膜或大部分脑实质区域不会产生疼痛的感觉。头部主要的痛敏结构有:

1. 颅内痛敏结构 包括静脉窦(如矢状窦);脑膜前动脉和脑膜中动脉;颅底硬脑膜;三叉神经、舌咽神经和迷走神经;颈内动脉的近端部分及其近颈静脉环的分支;脑干中脑导水管周围灰质;丘脑的感觉核。

2. 颅外痛敏结构 包括颅骨骨膜;皮肤;皮下组织、肌肉和动脉;C_2、C_3 颈神经;眼睛、耳

朵、牙齿、鼻窦、口咽和鼻腔黏膜。

（二）头痛的分类

2018 年国际头痛学会（International Headache Society，IHS）正式发布国际头痛分类第 3 版（the International Classification of Headache Disorders，3rd edition，ICHD-3），将头痛分为 3 种，14 类，概述如下。

1. 原发性头痛

（1）偏头痛。

（2）紧张性头痛。

（3）三叉神经自主神经性头痛。

（4）其他原发性头痛。

2. 继发性头痛

（1）源于头颈部创伤的头痛。

（2）源于头颈部血管性疾病的头痛。

（3）源于颅内非血管性疾病的头痛。

（4）源于某种物质的或物质戒断性头痛。

（5）源于感染的头痛。

（6）源于内环境紊乱的头痛。

（7）源于头颅、颈部、眼、耳、鼻、鼻窦、牙、口腔或其他面部或颈部构造疾病的头痛或面痛。

（8）源于精神障碍的头痛。

3. 痛性脑神经病变和其他面痛及其他类型头痛

（1）痛性脑神经病变和其他面痛。

（2）其他类型头痛。

另外，也可按照临床急性、亚急性、慢性发作的病程，对头痛进行分类。

1. 急性发作

（1）常见病因。

1）蛛网膜下腔出血。

2）其他脑血管疾病。

3）脑膜炎或脑膜脑炎。

4）眼部疾病（包括但不限于青光眼、急性虹膜炎等）。

（2）少见病因。

1）癫痫。

2）腰椎穿刺术后。

3）高血压脑病。

2. 亚急性发作

（1）巨细胞颞动脉炎。

（2）颅内占位（肿瘤、硬膜下出血、颅内脓肿等）。

（3）颅内压升高。

（4）脑神经痛（三叉神经痛、舌咽神经痛、带状疱疹后神经痛等）。

（5）持续性特发性面部疼痛。

3. 慢性发作

（1）偏头痛。

（2）药物过度使用性头痛。

（3）三叉神经自主神经性头痛（丛集性头痛等）。

（4）紧张性头痛。

（5）颈椎病。

（6）鼻窦炎。

（7）口腔疾病。

（三）头痛的诊断流程

头痛的诊断流程,见图 10-3。

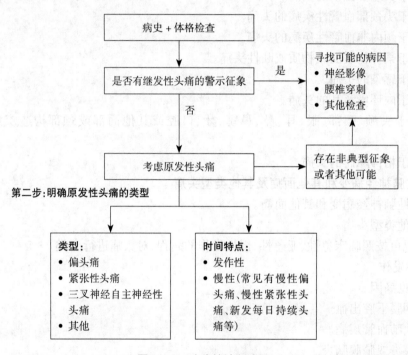

图 10-3　头痛的诊断流程

（四）识别继发性头痛的警示征象

推荐使用 SNNOOP 10 列表逐步排查,可帮助我们很好地识别头痛的警示征象（red flag）,系统全面地排除继发性头痛的可能（表 10-1）。

表 10-1　SNNOOP 10 列表

项目		症状或体征	可能的继发性头痛病因
S	systemic	全身性症状,包括发热	颅内感染,非血管性颅内疾病,类癌或嗜铬细胞瘤
N	neoplasm	肿瘤史	颅内肿瘤占位
N	neurologic deficit	神经功能障碍（包括意识下降）	脑血管疾病,颅内感染或其他

	项目	症状或体征	可能的继发性头痛病因
O	onset	突然发作	蛛网膜下腔出血,其他脑血管疾病
O	older	发病年龄较大(>50岁)	巨细胞颞动脉炎,头颈部血管性疾病,肿瘤等
P	pattern	头痛模式改变或近期新发头痛	肿瘤,脑血管疾病等
P	positional	体位性头痛	颅内压升高或者降低
P	precipitated	打喷嚏、咳嗽或运动诱发头痛	后颅窝畸形,Chiari 畸形
P	papilledema	视乳头水肿	肿瘤,颅内压升高等
P	progressive	进行性头痛和不典型表现	肿瘤,其他非血管性疾病
P	pregnancy	妊娠或产褥期	脑血管疾病,腰穿后低颅压头痛,静脉窦血栓形成,高血压脑病等
P	painful eye	眼痛伴自主神经症状	后颅窝、垂体区或海绵窦病变,眼科疾病
P	post-traumatic	创伤后头痛发作	外伤后遗症,硬膜下出血等
P	pathology	免疫系统病变,如 HIV 感染	机会性感染
P	painkiller	镇痛药过度使用(如药物过度使用性头痛)或新使用某药时发生头痛	药物过度使用性头痛,药物不耐受等

(五) 怀疑慢性紧张性头痛患者的确诊

头痛是患者来神经科就诊的最主要原因之一,而紧张性头痛又是一般人群中最常见的原发性头痛类型。紧张性头痛分为偶发性紧张性头痛、频发性紧张性头痛和慢性紧张性头痛,其中慢性紧张性头痛诊断标准如下:

(1)头痛平均每月发作时间≥15天,持续超过3个月(每年≥180天),并符合诊断第2~4项标准。

(2)头痛持续数小时至数天或持续性。

(3)头痛至少符合下列4项中的2项。

1)双侧头痛。

2)性质为压迫性或紧箍样(非搏动性)。

3)轻或中度头痛。

4)日常活动,如走路或爬楼梯不加重头痛。

(4)符合下列全部2项。

1)畏光、畏声和轻度恶心3项中最多只有1项。

2)既无中、重度恶心,也无呕吐。

(5)不能用 ICHD-3 中的其他诊断更好解释。

（六）紧张性头痛的治疗流程

紧张性头痛的治疗流程，见图 10-4。

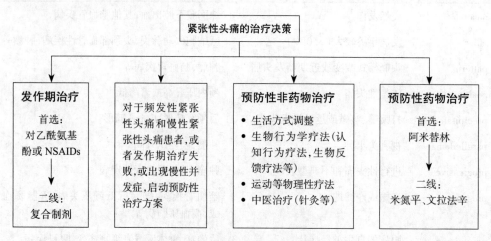

图 10-4　紧张性头痛的治疗流程

（王　伟　秦　川　唐颖馨）

第十一章

认知障碍性疾病

病案一 进行性记忆力下降的中年男性

一、案例分析

【病史摘要】患者,男,51岁,高中化学教师,记忆力减退5年。5年前无明显诱因出现近事记忆下降,对刚说过的话记不清,经常找不到钥匙、杯子;做事"丢三落四";进卧室老忘记换拖鞋,提醒后下一次还是这样;常重复同样的问话;日常活动无受限,无言语障碍、性格改变,无幻觉,无肢体僵硬、行动迟缓,无步态不稳、小便失禁。3年前开始忘记熟悉的电话号码,交代保管的钱物记不住放什么地方,需要家人帮忙才能找到;忘记赴宴;但还记得远房亲戚的名字;已无法胜任教师工作,学生及其家长反映上课常重复同样的问题,前面刚讲过的内容反复讲,记不住学生的名字;无法备课,新的题目做不出来。2年前外院就诊,查头颅MRI示"脑萎缩",简易智能精神状态检查量表(MMSE):26分,蒙特利尔认知评估(MoCA):22分,日常生活活动能力(ADL):23分。考虑"痴呆",予"安理申5mg,每日一次"治疗。3个月后,自觉无明显改善,自行停药。1年前开始出现"迷路",平时常去的"理发店"家人带去多次还是不认路,无法独立出门,需要家人陪同。家中常用的电器不会使用(以前会修电器),忘记某些常用字的写法,没有时间概念,易激惹,反复擦桌子,常说右腿扭到、觉得不舒服(麻木/疼痛),始终无肢体无力、行动迟缓、抽搐等症状。既往史、个人史、家族史无特殊。

【体格检查】内科查体无特殊。神志清楚,右利手,语速较快、流利、言语清晰、强迫语言、赘述,读表正常;理解:对"落井下石"的理解为"对别人不好、对不起人"。计算:11-3=8,93-7=86-7=76(×);瞬时回忆:3/5,延迟回忆:0/5,执行功能减退。脑神经检查阴性。四肢肌力5级,四肢肌张力正常,未见不自主运动,双侧深浅感觉对称。四肢腱反射对称存在,双侧病理征阴性,共济可,脑膜刺激征阴性。

【定位诊断思路】(图11-1)

【诊断与鉴别诊断】(图11-2)

【最终诊断】患者入院后神经心理评估见记忆损害,尤其是延迟回忆损害显著;存在定向力、注意力、失用、逻辑推理方面不同程度的受损(表11-1),海马核磁见内侧颞叶、海马萎缩(图11-3),脑电图未见明显异常,血常规、甲状腺功能、TPOAb、维生素B12、同型半胱氨酸、肝肾功能、肿瘤标志物、RPR、TRUST、HIV等均未见异常。给予多奈哌齐5mg qn+美金刚5mg qd(逐渐加量至20mg qd)治疗;非药物治疗方面:给予低盐低脂饮食,适当多摄取坚果、蔬菜及深海鱼类;鼓励患者在照料者陪同下进行户外运动,参与部分能力范围内的家务劳动,建议患者每日读报后,记忆感兴趣内容,半年后神经心理评估与入院相仿。

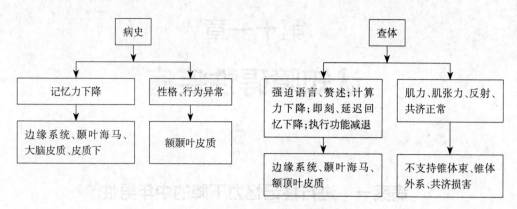

图 11-1 病案一的定位诊断思路

中年男性,慢性进行性病程,明确的认知下降病史,情景记忆障碍突出,后期伴性格行为改变,影响工作生活

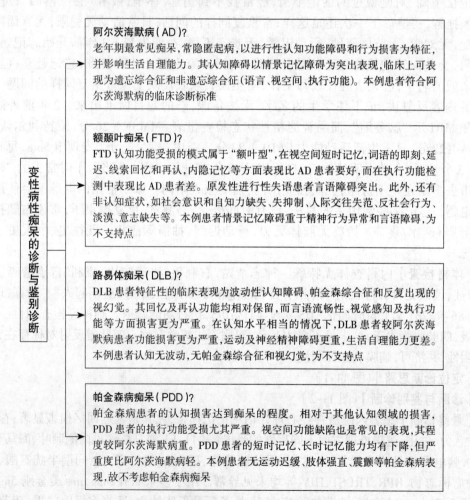

图 11-2 变性病性痴呆的诊断与鉴别诊断

表 11-1 本例患者相关量表得分

量表	得分/总分	量表	得分/总分
MMSE	20/30	ADAS-cog	35/75
定向力	7/10	单词记忆	8/10
记忆力	2/3	命名	1/5
注意力和计算力	3/5	命令	1/5
回忆能力	1/3	结构练习	0/5
命名能力	2/2	意向性练习	5/5
复述能力	1/1	定向力	5/8
阅读能力	1/1	单词辨认	7/12
三步命令	2/3	回忆测验	2/5
书写能力	0/1	口头语言	1/5
结构能力	0/1	找词困难	2/5
		口头语言理解能力	2/5
MOCA 评分	16/30	注意力	1/5
视空间结构功能	3/5	RAVLT	4/15
命名	2/3	RAVLT（延迟）	1/15
注意力	5/6	ADL	30/80
重复句子	1/2	CDR	2/2
流畅性	1/1	Loeb	2/2
抽象能力	1/2	老年抑郁量表	4/4
延迟回忆	0/5	NPI	48/144
定向力	3/6	照料者负担量表	56/88

最终诊断：阿尔茨海默病（很可能），中度。

二、临床思维训练

（一）记忆的分类及其相关脑区

临床上将记忆分为即刻记忆、短期记忆、长期记忆。即刻记忆（immediate memory）相当于认知神经科学所指的工作记忆（working memory），指的是个体在清醒状态下无须主动记忆所能存储的信息量，正常人可在听到 7 位数的电话号码后进入房间去拨打电话号码，这一过程并不需要主动记忆。额叶表面新皮质的局灶性病变可严重影响即刻记忆。短期记忆（short-term memory）指的是能

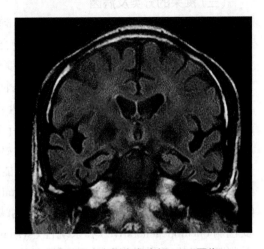

图 11-3 本例患者头颅 MRI 图像

在几分钟至几小时内记住并回溯特定项目,如单词或事件的记忆,相当于认知神经科学中的陈述性记忆、情景记忆,其需要海马及海马旁内侧颞叶参与信息的存储和回溯。长期记忆(long term memory)指的是我们熟知的诸如出生地、小学老师名字、祖父母名字等记忆。目前,对于我们能不断想起的一般事实性知识也称为语义记忆。语义记忆存储于多个脑区中,如视觉记忆存储于视觉联合皮质,听觉记忆存储于颞叶皮质。长期记忆一旦存储于新皮质,其提取并不依赖海马,因此不受内侧颞叶损伤影响。

(二)认知的概念及初步临床评估

认知,是指人们获得知识或应用知识的过程,或信息加工的过程,这是人最基本的心理过程。它包括感觉、知觉、记忆、思维、想象和语言等。人脑接受外界输入的信息,经过大脑的加工处理,转换成内在的心理活动,进而支配人的行为,这个过程就是信息加工的过程,也就是认知过程。

临床上对于有认知主诉的患者常采用简易智能精神状态检查量表(MMSE)、蒙特利尔认知评估(MoCA)等总体认知功能工具进行初步筛查,对于筛查阳性的患者再围绕记忆、语言、注意、执行、视空间、运用、社会认知等7个认知域有针对性地选择标准测验进行测试,帮助进行病因诊断。记忆的测试包括短期记忆和延迟回忆,床旁评估时,短期记忆可采用5分钟后回忆3个不相关的单词来进行,远期记忆可通过询问著名人物、影视明星等来进行;语言能力评估包括命名、复述、阅读、书写、理解等;计算力可采用连续100-7测验或者简单找零运算来进行;视空间能力评估可通过等分线段、临摹立方体、画钟等测验进行;洞察力和判断力测试可以通过询问患者对疾病的理解来反映;抽象能力可以通过询问对某些谚语的理解或者说出物体的共同点来进行;定向力测试可以通过询问患者对时间、地点的定向进行,而注意力可以通过连续100-7测验。通过上述简单测试,可以有大致的临床定位,如内侧颞叶海马(情景记忆障碍)、额叶(洞察力和判断力、谚语理解、物体相似性、执行功能障碍)、优势半球额颞叶语言功能区(语言障碍)、左侧顶叶(计算障碍)、右侧顶枕叶(视空间障碍)。

正式神经心理评估时记忆可采用听觉词语学习测验、韦氏记忆量表、故事延迟回忆等测试;注意力评估可采用数字广度测验,执行功能可采用连线测验、数字符号测验、Stroop测验、伦敦塔测验等;语言可采用波士顿命名测验、词语流畅性测验、汉语失语成套测验等;视空间评估可采用积木测验、画钟测验等。

(三)痴呆的分类及病因

痴呆按病变部位可分为皮质性痴呆(阿尔茨海默病、额颞叶痴呆)、皮质下痴呆(血管性痴呆、正常颅压脑积水等)、皮质和皮质下混合性痴呆(多发梗死性痴呆、感染性痴呆等)和其他痴呆。痴呆也可分为变性病性痴呆和非变性病性痴呆,变性病性痴呆包括阿尔茨海默病、额颞叶痴呆、路易体痴呆、帕金森病痴呆等;而非变性病性痴呆包括血管性痴呆、正常压力性脑积水以及其他疾病,如感染、免疫、肿瘤、外伤、中毒、代谢等引起的痴呆。近年来,根据发病和进展速度提出的快速进展性痴呆(rapid progressive dementias,RPD)备受关注。RPD尽管没有明确的时间定义,但通常是指在数天、数周(急性)或数月(亚急性)发展为痴呆的情况,一般不超过1~2年达到严重程度。RPD可能的病因归结为"VITAMINS",即血管性(vascular)、感染性(infectious)、中毒-代谢(toxic-metabolic)、自身免疫性(autoimmune)、转移癌/肿瘤性(metastases/neoplasm)、医源性/先天性代谢缺陷(iatrogenic/inborn error of metabolism)、神经系统变性病(neurodegenerative)和系统性(systemic)等,掌握痴呆的病因,对于痴呆的鉴别诊断、预后判断及精准干预至关重要,病因如下。

1. **变性病性痴呆**

（1）阿尔茨海默病。

（2）额颞叶痴呆。

（3）路易体痴呆。

（4）帕金森病痴呆。

（5）皮质基底节变性。

（6）亨廷顿病。

（7）进行性核上性麻痹。

2. **非变性病性痴呆**

（1）血管性痴呆（缺血性、出血性、CADASIL、淀粉样血管病等）。

（2）炎性动脉病（如结节性多动脉炎、红斑狼疮等）。

（3）正常颅压脑积水。

（4）脑外伤性痴呆。

（5）抑郁和其他精神疾病所致的痴呆综合征。

（6）感染性疾病所致痴呆。

1）神经梅毒、莱姆病。

2）艾滋病-痴呆综合征。

3）病毒性脑炎。

4）朊病毒病。

5）霉菌和细菌性脑膜炎/脑炎后。

6）进行性多灶性白质脑病。

（7）脑肿瘤或占位病变所致痴呆。

（8）代谢性或中毒性脑病。

1）类脂质沉积病。

2）心肺衰竭。

3）慢性肝性脑病。

4）慢性尿毒症性脑病。

5）慢性电解质紊乱。

6）维生素 B_{12}、叶酸缺乏。

7）甲状腺功能低下。

8）药物、酒精或毒品中毒。

9）一氧化碳中毒。

10）重金属中毒。

（四）痴呆的诊治思路及诊治流程

痴呆是一类综合征，临床上需要根据病史、神经系统体格检查、神经心理评估、实验室和影像学等检查结果进行综合分析。痴呆诊断思路主要分为三步：①明确是否为痴呆；②明确痴呆的病因；③明确痴呆的严重程度。详细的病史询问和体格检查可对痴呆的病因诊断提供关键性的线索（表 11-2），而进一步的实验室检查和影像学检查则能进一步识别可干预病因，我们建议如下临床流程（图 11-4）。

表 11-2　痴呆诊断的关键线索

临床特点	最可能提示
病史特点	
无保护性交、静脉吸毒、血友病或输血史	艾滋病-痴呆综合征
阳性家族史	肝豆状核变性、亨廷顿病
头痛	脑肿瘤、慢性硬膜下血肿
早发尿失禁	正常压力性脑积水、脑肿瘤
癫痫	血管炎、边缘叶脑炎、艾滋病-痴呆综合征、桥本脑病
生命体征	
低体温	紧张性功能减退
高血压	多发梗死性痴呆
低血压	甲状腺功能减退
心动过缓	甲状腺功能减退
一般检查	
黄疸	慢性肝衰竭
K-F 环	肝豆状核变性
神经专科查体	
视盘水肿	脑肿瘤、慢性硬膜下血肿
视盘苍白	多发性硬化、维生素 B_{12} 缺乏
阿罗瞳孔	神经梅毒
眼肌麻痹	进行性核上性麻痹、Whipple 病、皮质基底节变性、CJD
皮质盲	血管病、阿尔茨海默病、CJD
球麻痹	额颞叶痴呆-肌萎缩侧索硬化
假性延髓性麻痹	多发梗死性痴呆、进行性核上性麻痹
异己手	皮质基底节变性
震颤	路易体痴呆、帕金森病痴呆、皮质基底节变性、肝豆状核变性、艾滋病-痴呆综合征
扑翼样震颤	肝性脑病
肌阵挛	CJD、艾滋病-痴呆综合征
强直	路易体痴呆、帕金森病痴呆、皮质基底节变性、肝豆状核变性、CJD、进行性核上性麻痹
舞蹈症	肝豆状核变性、亨廷顿病
共济失调	副肿瘤综合征、小脑肿瘤、Whipple 病、CJD、脊髓小脑性共济失调
锥体束征	额颞叶痴呆-肌萎缩侧索硬化、CJD、维生素 B_{12} 缺乏、多发性硬化、血管病
多发周围神经病	维生素 B_{12} 缺乏、副肿瘤综合征、脊髓小脑性共济失调、狼疮脑病
肌束颤动	额颞叶痴呆-肌萎缩侧索硬化

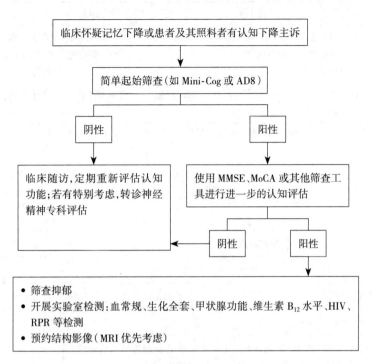

图 11-4 痴呆诊治流程

(五) 常见痴呆临床特点及变性病性痴呆的临床诊断思路

常见痴呆的临床特点见表 11-3。变性病性痴呆的临床诊断思路见图 11-5。

表 11-3 常见痴呆临床特点

项目	AD	FTD	DLB	PSP	CBD	HD	VaD
首发表现	记忆减退	淡漠、判断力下降、语言障碍、食欲亢进	视幻觉、RBD、妄想、帕金森综合征	跌倒、颈部强直、眼球活动障碍	手脚笨拙、异己手、肌肉强直	注意力不集中、手脚笨拙、记忆减退	突起淡漠、跌倒、无力
认知损害	情景记忆	语言、额叶/执行,少累及绘画	视空间、绘画和执行,少累及记忆,易于谵妄	额叶/注意	语言、注意、视空间	注意力、执行	执行、可不影响记忆
神经精神症状	早期可无	淡漠、去抑制、贪食、欣快、抑郁	视幻觉、抑郁、睡眠障碍、妄想	淡漠、易激惹较少见	强迫、冲动	强迫、冲动、抑郁	淡漠、焦虑、妄想
神经定位体征	通常正常	可有眼球垂直活动障碍、中轴强直、MND	帕金森综合征	眼球垂直活动障碍、中轴强直、球部症状、眼睑失用	震颤、肌肉强直、异己手	运动迟缓、不自主运动	运动迟缓、痉挛

续表

项目	AD	FTD	DLB	PSP	CBD	HD	VaD
结构影像	内嗅皮质、海马萎缩	额颞叶萎缩，少累及后部顶叶	后部顶叶、海马相对保留	中脑萎缩	不对称性额顶皮质萎缩	早期正常，中晚期基底节萎缩	皮质、皮质下梗死，白质病变
病理	Aβ、Tau蛋白	Tau蛋白、TDP43等	α-突触核蛋白	Tau蛋白	Tau蛋白	亨廷顿蛋白	NA

注：AD：阿尔茨海默病；FTD：额颞叶痴呆；DLB：路易体痴呆；PSP：进行性核上性麻痹；CBD：皮质基底节变性；HD：亨廷顿病；VaD：血管性痴呆。

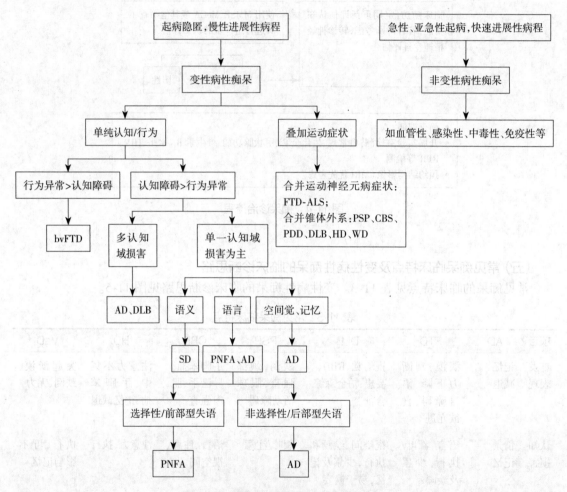

图 11-5　变性病性痴呆的临床诊断思路

(六) 阿尔茨海默病（AD）的临床诊断标准

1. 很可能 AD

（1）核心临床标准。

1）符合痴呆诊断标准。

2）起病隐袭，症状在数月至数年中逐渐出现。

3）有明确的认知损害病史。

4）表现为遗忘综合征（学习和近记忆下降，伴1个或1个以上其他认知域损害），或者非遗忘综合征（语言、视空间或执行功能三者之一损害，伴1个或1个以上其他认知域损害）。

（2）排除标准。

1）伴有与认知障碍发生或恶化相关的卒中史，或存在多发或广泛脑梗死，或存在严重的白质病变。

2）有路易体痴呆的核心症状。

3）有额颞叶痴呆的显著特征。

4）有原发性进行性失语的显著性特征。

5）有其他引起记忆和认知功能损害的神经系统疾病，或非神经系统疾病，或药物过量或滥用证据。

（3）支持标准。

1）在以知情人提供和正规神经心理学检查得到的信息为基础的评估中，发现进行性认知下降的证据。

2）找到致病基因（*APP*、*PSEN1* 或 *PSEN2*）突变的证据。

2. 可能 AD（符合以下任一情况）

（1）非典型过程：符合很可能 AD 痴呆核心临床标准中的第1条和第4条，但认知障碍突然发生，或病史不详，或认知进行性下降的客观证据不足。

（2）满足 AD 痴呆的所有核心临床标准，但具有以下证据：①伴有与认知障碍发生或恶化相关的卒中史，或存在多发或广泛脑梗死，或存在严重的白质病变；②有其他疾病引起的痴呆特征，或痴呆症状可用其他疾病和原因解释。

（七）阿尔茨海默病（AD）的治疗方案

1. 非药物治疗

（1）职业训练。

（2）认知康复治疗。

（3）音乐治疗。

2. 药物治疗

（1）改善认知功能。

1）胆碱酯酶抑制剂（ChEI）：代表性的药物有多奈哌齐、卡巴拉汀、加兰他敏、石杉碱甲等，是目前用于改善轻、中度 AD 患者认知功能的主要药物。ChEI 通过抑制突触间隙的乙酰胆碱酯酶从而减少由突触前神经元释放到突触间隙的乙酰胆碱的水解，进而增强对胆碱能受体的刺激。

2）N-甲基-D-门冬氨酸（NMDA）受体拮抗剂：代表药物是美金刚。此类药物能够拮抗 NMDA 受体，具有调节谷氨酸活性的作用，用于中晚期 AD 患者的治疗。

3）多靶点小分子药物：甘露特钠胶囊（Gv-971）是以海洋褐藻提取物为原料，制备获得的低分子酸性寡糖化合物，作用机制包括减少 Aβ 聚集、重塑脑-肠轴等，目前已获国家市场监督管理总局有条件批准上市，用于轻、中度 AD，改善患者认知功能。

4）脑代谢赋活剂：如茴拉西坦、奥拉西坦等。

（2）控制精神症状（起始低剂量、缓慢增量、尽量使用最小有效剂量，短期使用、治疗个体化、注意药物间的相互作用）。

1）选择性 5-HT 再摄取抑制剂，如氟西汀、帕罗西汀、西酞普兰、舍曲林。

（2）不典型抗精神病药，如利培酮、奥氮平、喹硫平。

（3）疾病修饰治疗。阿杜卡玛单抗是一种针对β-淀粉样蛋白的单克隆抗体，于2021年6月获美国FDA有条件批准上市，用于阿尔茨海默病治疗。

（4）支持治疗。对症支持治疗营养不良、肺部感染、泌尿系感染、压力性损伤等并发症。

（八）阿尔茨海默病（AD）常用生物标志物

AD常用生物标志物可分为体液标志物、影像标志物、遗传标志物（*APP*、*PSEN1*、*PSEN2*等基因突变检测）等，目前常根据生物学意义进行分类，即ATN框架，具体如下。

1. 反映Aβ沉积的标志物（A） 脑脊液Aβ42水平（使用Aβ示踪剂的PET成像）。

2. 反映Tau蛋白沉积标志物（T） 脑脊液磷酸化Tau蛋白水平（使用Tau示踪剂的PET成像）。

3. 反映神经元损伤标志物（N）

（1）脑脊液总Tau蛋白。

（2）结构MRI。

（3）氟脱氧葡萄糖PET成像、SPECT灌注成像。

（陈晓春　潘晓东）

病案二　右侧肢体无力1年，记忆力减退的老年女性

一、案例分析

【病史摘要】患者，女，70岁，主诉右侧肢体无力1年，记忆力减退10月余。现病史：患者1年前早上醒来后突感右侧肢体无力，无法行走，无头晕、恶心，无胸闷、心悸等不适，遂至当地医院就诊，诊断为"脑梗死"，予阿司匹林抗血小板、阿托伐他汀调脂治疗，出院后患者肢体无力有所好转，但仍有拖曳，未坚持服阿司匹林及他汀类药物。患者10个月前无明显诱因下出现记忆力下降，表现为做饭之后忘关煤气，买菜不能计算价格，有时会反复说一件事，无法听懂别人说话，易激惹，一段时间后又有所好转，然后上述症状再次反复。一直伴有右手和右下肢的麻木无力感。起病以来，神清，精神可，食欲可，大小便无殊，体质量无明显增减。既往史：患者有高血压史5年，药物服用不规律。否认其他疾病。小学学历，个人史、家族史无殊。

【体格检查】身高158cm，体质量75kg，血压150/90mmHg，神志清楚，构音障碍，粗测记忆力和计算力减退。双侧瞳孔等大等圆，直径3.0mm，对光反射灵敏，眼球活动可，伸舌略右偏。右侧肢体肌力4级，肌张力可，四肢腱反射（++）等称，右侧巴宾斯基征（+）。

【量表评估】简易智能精神状态检查量表（MMSE）评分：13分；日常生活活动能力（ADL）评分：26分。

【辅助检查】血脂：甘油三酯300mg/dL，胆固醇260mg/dL，高密度脂蛋白25mg/dL；血糖：空腹血糖6.2mmol/L。头颅影像学：头颅CT提示脑皮质及脑白质内多发梗死灶，侧脑室旁白质广泛低密度区；MRI见双侧基底节、脑皮质及白质内多发性长T_1、T_2病灶，病灶周围可见脑萎缩。颈动脉超声：左侧颈内动脉内-中膜不均匀增厚伴多发斑块。

【定位诊断思路】(图 11-6)

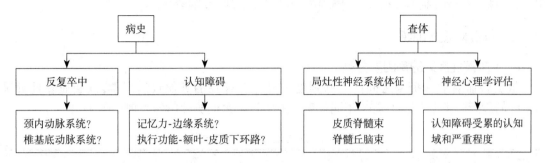

图 11-6 病案二的定位诊断思路

【定性诊断与鉴别诊断】(图 11-7)

老年女性,波动性病程,有多种脑血管病危险因素,认知功能障碍呈阶梯样加重

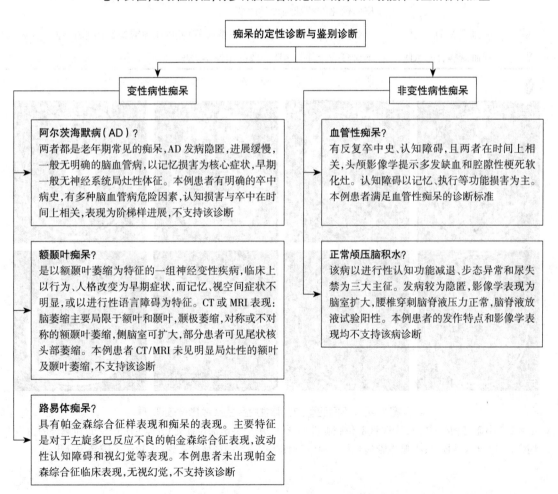

图 11-7 病案二的定性诊断与鉴别诊断

【最终诊断】①血管性痴呆;②脑梗死;③1 级高血压(很高危);④高甘油三酯血症;⑤高胆固醇血症;⑥空腹血糖受损;⑦左侧颈内动脉多发斑块;⑧脑萎缩。

二、临床思维训练

(一) 血管性痴呆的病因学分类

依据脑血管病和痴呆之间的关联强度及其合并存在的其他致病因素,判断血管性痴呆(VaD)的病因学类型(表 11-4)。不同亚型的血管性痴呆的头颅影像表现见图 11-8。

表 11-4　血管性痴呆病因学分类

分型	名称	范围
I	大血管缺血性 VaD	≥2 个大血管梗死,或单个关键部位梗死(通常在丘脑或基底节)
II	小血管缺血性 VaD	脑干以外多发(>2 个)腔隙性梗死,或≥2 个关键部位腔隙性梗死或伴中度以上白质病变,或广泛的和融合的白质病变
III	低灌注性 VaD	皮质和皮质下分水岭梗死伴白质病变的特殊影像学改变,或海马和层状皮质硬化的特殊病理学改变
IV	出血性 VaD	单个关键部位(通常在丘脑或基底节)颅内出血或≥2 个颅内出血
V	脑血管病合并 AD	脑血管病合并与 AD 一致的影像学表现

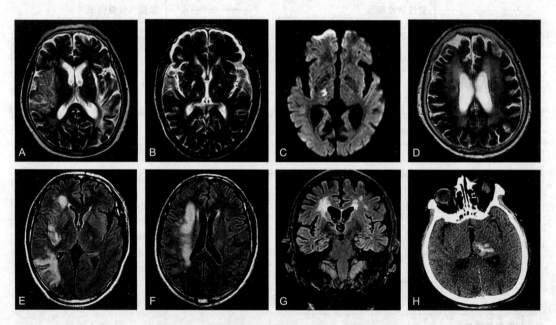

图 11-8　不同亚型的血管性痴呆的头颅影像表现

A.≥2 个小血管梗死;B.≥2 个关键部位腔隙性梗死;C. 单个关键部位梗死(丘脑);D. 广泛的和融合的白质病变;E/F. 分水岭梗死;G. 脑血管病合并与阿尔茨海默病一致的影像学表现;H. 单个关键部位脑出血

(二) 痴呆与脑血管病的相关性

通过详细询问病史、查体、神经心理学评估和影像学表现判断痴呆与脑血管病之间相关性。

1. 突然起病,认知损害发生的时间通常与≥1 次脑血管事件有关,并在多次脑血管事件下呈波动样或阶梯样病程。

2. 在没有卒中或短暂性脑缺血发作(TIA)病史情况下,逐渐起病,缓慢进展病程,存在信息处理速度、复杂注意力和(或)额叶-执行功能显著损害的证据,且具备下列特征之一:①早期步态异常;②早期尿频、尿急,以及其他不能用泌尿系统或其他神经系统疾病解释的尿路症状;③人格和性格改变,或其他皮质下损害表现。

(三) 血管性痴呆筛查和诊断流程

血管性痴呆的筛查和诊断流程,见图 11-9。

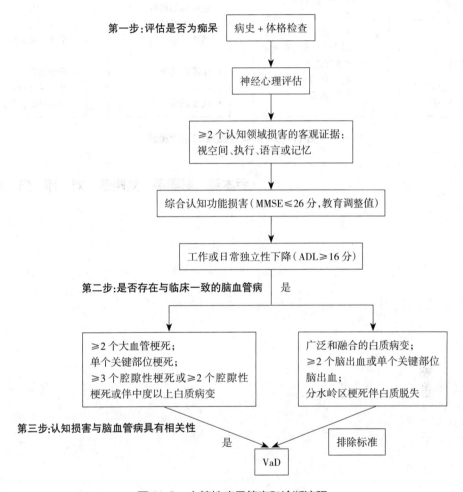

图 11-9　血管性痴呆筛查和诊断流程

(四) 血管性痴呆的治疗策略

血管性痴呆的治疗策略,见图 11-10。

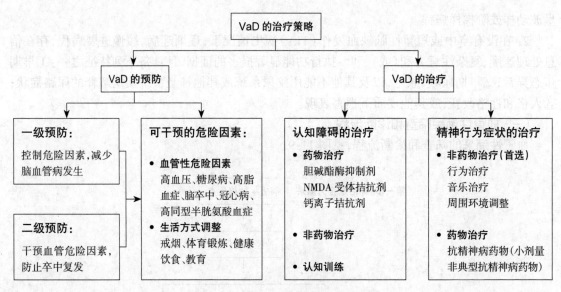

图 11-10　血管性痴呆的治疗策略

（罗本燕　彭国平　刘晓燕　刘　萍　唐　敏）

第十二章

运动神经元病

病案　进行性右手无力萎缩伴言语含糊的中年男性

一、案例分析

【病史摘要】患者,男,53岁,初中文化,右手无力萎缩1年半,言语含糊1年。1年半前,患者无明显诱因出现右上肢无力,表现为精细动作困难(如写字、持筷等),伴肌肉萎缩,主要为右手第一背侧骨间肌和鱼际肌,无明显麻木刺痛感及症状波动性,其余肢体时有肉跳感,肌力无明显减退。1年前出现言语稍含糊,部分词句需重复才能被人听懂,上述症状均缓慢进展,目前无吞咽饮水呛咳及呼吸困难。曾就诊外院,考虑"颈椎病",查颈椎磁共振示:C_4~C_5、C_5~C_6椎间盘膨出,予理疗康复等,症状无明显改善。既往史、个人史、家族史无特殊。

【体格检查】内科查体无特殊。神志清楚,言语稍含糊,对答切题,查体合作,右利手。高级皮质功能粗测正常。双侧咽反射稍迟钝,余脑神经检查阴性。右上肢近端肌力5⁻级,右拇指外展肌力4⁻级,其余肢体肌力5级,右手大鱼际及第一背侧骨间肌萎缩,四肢肌张力正常,无不自主运动,步态正常。双侧深浅感觉对称。右上肢桡骨膜反射(+++),双下肢腱反射(+++),双侧霍夫曼征(+),双侧巴宾斯基征(+)。共济活动正常,脑膜刺激征阴性。

【定位诊断思路】(图12-1)

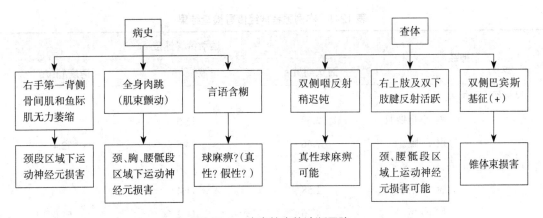

图12-1　病案的定位诊断思路

【定性诊断与鉴别诊断】(图12-2)
【最终诊断】患者入院后进一步完善肌电图示慢性神经源性损害,累及上下肢肌、腹直肌和胸锁乳突肌（表 12-1、表 12-2）。复查颈椎磁共振示 $C_4 \sim C_5$、$C_5 \sim C_6$ 椎间盘膨出，脊髓未见明显受压。完善腰椎穿刺查脑脊液蛋白、细胞数正常。完善性激素相关检查，未见雌激素水平升高或睾酮水平降低。

中年男性，慢性病程，进行性加重，颈段和腰骶段区域的上、下运动神经元同时受累

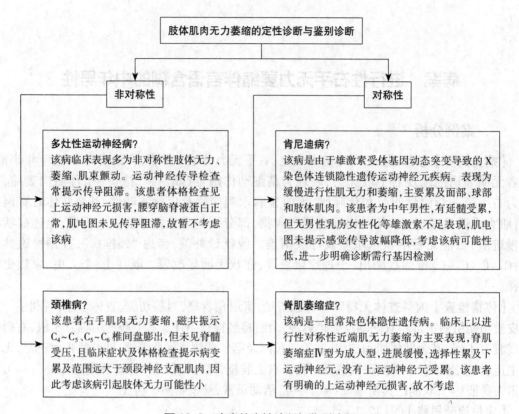

图 12-2　病案的定性诊断与鉴别诊断

表 12-1　本例患者神经传导检查结果

神经	运动传导速度		
	潜伏期/ms	波幅/mV	速度/(m/s)
尺神经 运动 左			
腕-小指展肌	2.60	15.5	
肘下-腕	7.56	14.5	52.4
尺神经 运动 右			
腕-小指展肌	2.58	11.4	
肘下-腕	4.36	11.2	59.0
正中神经 运动 左			
腕-拇短展肌	3.27	18.8	
肘-腕	7.58	18.5	57.8

续表

神经	运动传导速度		
	潜伏期/ms	波幅/mV	速度/(m/s)
正中神经 运动 右			
腕-拇短展肌	4.73	4.8(↓81%)	
肘-拇短展肌	7.95	5.0(↓74%)	
肘-腕	7.95	5.0	59.0
尺神经 感觉 左			
指Ⅴ-腕	2.23	8.4	49.3
尺神经 感觉 右			
指Ⅴ-腕	2.56	17.6	46.9
正中神经 感觉 左			
指Ⅰ-腕	1.81	23.4	55.2
指Ⅲ-腕	2.60	21.2	50.0
正中神经 感觉 右			
指Ⅰ-腕	1.88	32.6	50.5
指Ⅲ-腕	2.75	21	47.3

表 12-2　本例患者针极肌电图检查结果

肌肉	静息电位		轻收缩		大力收缩	
	正锐波	纤颤	波幅/μV	时限/ms	波幅/mV	相型
右 伸指总肌	++++	/	1 115	21.2(↑74%)	5.4	单纯相
右 拇短展肌	++++	/	799	14.0(↑33%)	4.1	单纯相
左 股四头肌内侧头	/	/	937	17.5(↑36%)	3.8	混合相
左 胫前肌	++	/	972	18.7(↑35%)	3.5	混合相
右 胸锁乳突肌	/	/	949	16.1(↑61%)	3.2	混合相
右 腹直肌	/	/	/	/	2.3	干扰相
右 脊旁肌 L₅	+	+	/	/	/	/
右 脊旁肌 S₁	++		/	/	/	/

最终诊断:临床拟诊的肌萎缩侧索硬化(ALS)。

二、临床思维训练

(一) 言语含糊的类型及其定位诊断

1. 语速慢,发音不准,音调较低。考虑上运动神经元损害。其机制为皮质脊髓束病变致对侧中枢性面、舌瘫,唇、舌运动所承担的辅音不能清晰发出。如双侧皮质脑干束损害,则引起咽喉肌、声带麻痹,致说话带鼻音,声音嘶哑,语言缓慢,为假性延髓性麻痹。假性延髓性麻痹常伴吞咽困难、饮水呛咳、咽反射亢进和强哭强笑。

2. 发音单调、短促,声音低沉,常出现不恰当停顿。考虑锥体外系病变,如帕金森病、肝豆状核变性等。其机制为唇、舌、声带等构音器官肌张力高,无法充分张开。

3. 重音过度,抑扬顿挫,速度和节奏不规则(吟诗样语言)。考虑为小脑或小脑脑干联络通路病变,小脑蚓部病变构音障碍最为明显。其机制为构音器官肌肉运动不协调致发音不连贯,音调强弱不一,发音含糊,甚至出现爆破样语言。

4. 鼻音明显,辅音含糊,音调较低。考虑下运动神经元损害。其机制为支配发音和构音的脑神经运动核(如舌下神经运动核、面神经运动核)及其核下结构损害,致受累肌肉肌张力过低,出现发音费力。

5. 语音无力,鼻音明显。常见神经-肌肉接头或肌肉病变。其机制为发音和构音相关的神经-肌肉接头或肌肉病变,类似下运动神经元损害所致构音障碍,神经-肌肉接头病变可出现连续说话后构音障碍加重,休息后好转。肌肉病变可有相应构音器官肌肉萎缩,如面肩肱型肌营养不良可出现口轮匝肌萎缩。

(二)神经电生理检查在 ALS 诊断中的应用

ALS 患者下运动神经元的受累通常表现为肌肉无力、萎缩和肌束颤动。神经电生理检查可以进一步确认出现临床症状的区域的下运动神经元损害,并发现在临床尚未出现症状的区域的亚临床下运动神经元损害,同时排除其他疾病。ALS 的神经电生理检查主要包括神经传导检查、同芯针极肌电图等。

1. 神经传导检查分为运动神经传导检查和感觉神经传导检查,主要用于排除周围神经疾病,检测时应至少包括上下肢各 2 条神经。进行运动神经传导检查时,通常可发现 ALS 患者复合肌肉动作电位波幅明显降低,但远端运动潜伏期、运动神经传导速度等基本正常,无传导阻滞或异常波形离散,随着病情进展,传导速度可有轻度减慢。ALS 患者的感觉神经传导检查一般正常,但需注意有时可能合并嵌压性周围神经病变。当肌肉明显萎缩时,相应神经可见 F 波出现率下降。

2. 同芯针极肌电图检查是诊断 ALS 患者下运动神经元病变最重要的检查,通常也将受累范围分为脑干、颈段、胸段和腰骶段 4 个区域。当肌电图显示某一区域存在下运动神经元损害时,其诊断价值等同于临床症状。同芯针极肌电图可证实进行性失神经和慢性失神经表现。进行性失神经表现主要为纤颤电位和正锐波,当所测肌肉存在慢性失神经表现时,束颤电位具有同等价值。慢性失神经的表现为运动单位电位的时限增宽、波幅增高,通常伴有多相波增多,大力收缩时运动单位募集减少,严重时呈单纯相。在同一肌肉同时存在进行性失神经和慢性失神经表现对诊断 ALS 有更强的支持价值。若所有肌肉均无进行性失神经表现,则诊断 ALS 应慎重。需要注意的是,有时肌电图检查可能仅仅发现 1~2 个区域的下运动神经元损害,可能该患者此时尚处于 ALS 疾病早期,需间隔 3 个月复查。有时肌电图已提示 3 个或以上区域的下运动神经元损害,亦须结合临床症状体征综合分析,避免依靠肌电图结果孤立诊断 ALS。

3. 除了上述两项常规的神经电生理检查外,运动诱发电位和单纤维肌电图也偶尔被用于 ALS 的电生理诊断。

(三)ALS 患者可能出现的非运动症状

1. 神经精神症状　认知下降和行为异常、焦虑、抑郁、自杀倾向、假性延髓性麻痹(强哭强笑)、睡眠障碍、疲劳。

2. 呼吸系统症状　呼吸困难。

3. 自主神经症状 尿失禁。

4. 胃肠道症状 吞咽困难(体质量下降)、便秘。

5. 血液系统症状 血脂异常。

6. 其他 瘙痒、压力性损伤、疼痛、唾液增多。

在关注 ALS 患者运动症状的同时,也应当关注 ALS 患者的非运动症状,往往这些症状对患者的困扰不亚于运动症状。

(陈晓春 潘晓东)

第十三章

神经系统遗传性疾病

病案 言语含糊的年轻人

一、案例分析

【病史摘要】患者，男，47岁，大学本科，程序员。患者2021年1月30日无明显诱因与他人通话过程中突然出现说话不流利、吐词不清晰，伴写字速度变慢，因症状轻微，患者未予重视未及时就诊，但言语及书写障碍持续不缓解，且3天后患者感行走欠稳，2021年2月4日于外院治疗。住院期间上述症状持续发展，至2月中下旬患者谈话时发音不准偶伴爆破样，语调单一，音量变小，语速缓慢，鼻音较重，不能连贯成句，辨别语义困难，但语句表达内容准确，无语法错误，能听懂他人说话，无阅读障碍。饮水偶有呛咳，吞咽固体食物正常，但进食时反复咬伤自己舌头和嘴唇。写字较前更加笨拙，具体表现为持笔不稳，下笔时笔画长短及方向无法精准把控，整个字体歪斜扭曲，无手部颤抖，无写字过小。步态不稳明显加重，走路时两脚分开较宽，步态蹒跚，左右摇晃，容易跌倒。夜间睡眠有大喊大叫及拳打脚踢现象。患者无头晕，无复视，无肢体乏力及麻木，无发热，无抽搐，无精神行为异常，无智能减退。完善头部核磁共振平扫及增强扫描示双侧额顶叶白质、侧脑室旁白质散在点片状病灶，DWI及增强未见异常。颈椎核磁共振平扫、全身PET-CT检查无特殊，行腰椎穿刺脑脊液测压、常规检验、生化检验正常，查脑脊液及血清副肿瘤及自身免疫性脑炎相关抗体呈阴性。给予丙种球蛋白30g/d静脉滴注5天，患者言语不清症状改善约40%，夜间睡眠异常行为症状消失，但步态不稳、写字笨拙基本同前。出院诊断为小脑性共济失调（免疫介导可能性大、副肿瘤综合征不除外）。出院后患者病情稳定约半个月，后言语不清症状再次反复，并和上述其他症状一起进行性加重，目前交流困难、不能独自久站，需借助平衡工具行走。今为求进一步诊治，患者来我院神经内科门诊就诊，门诊以"共济失调"收住我科。

患者起病以来，精神食欲可，大小便正常，体质量无明显改变。

既往史：高血压病史2年余，血压最高150/90mmHg，未服用降压药，未监测血压，外院住院期间开始规律服降压药苯磺酸氨氯地平片5mg，每日一次，血压控制可。住院期间诊断"睡眠行为障碍、陈旧性腔隙性脑梗死、高脂血症、结肠多发息肉（黏膜管状腺瘤）、慢性胃炎伴糜烂、脂肪肝、前列腺增生、甲状腺多发结节（良性可能性大）"。

个人生活史：原籍出生，无外地久居史，无血吸虫病疫接触史，无地方病或传染病流行区居住史，无毒物、粉尘及放射性物质接触史，生活较规律，吸烟20余年，机会性饮酒（1年1~2次）。患者25岁结婚，育有1子，家庭和睦，妻子与儿子身体健康。

传染病史：否认肝炎、结核、SARS、禽流感史及密切接触史。

家族史:父亲已故,死因不详,母亲、弟弟体健,否认家族遗传病史及类似疾病史。

【体格检查】内科系统查体未见异常。神经系统查体:血压 120/70mmHg(卧位),118/70mmHg(立位 1 分钟),115/65mmHg(立位 3 分钟)。神清,构音障碍,对答切题,查体合作,脑皮质高级功能粗测正常。双侧瞳孔等大等圆,直径约 2.5mm,对光反射灵敏。眼球各方向活动充分,水平不持续细微眼震,双侧面纹对称,伸舌居中,咽反射灵敏。四肢肌力、肌张力正常,四肢腱反射对称活跃,四肢深浅感觉正常,双侧指鼻试验欠稳准,双侧跟膝胫试验不准,双侧轮替动作笨拙,一字步不能,闭目难立征(+),双侧病理征(-),痉挛步态。

【定位诊断思路】(图 13-1)

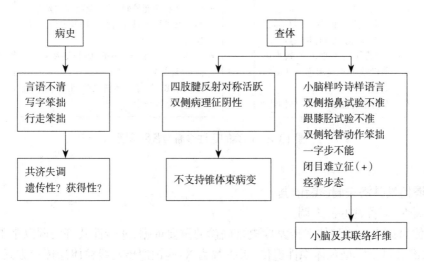

图 13-1 病案的定位诊断思路

【定性诊断与鉴别诊断】(图 13-2)

【最终诊断】患者以进行性小脑性共济失调为主的临床表现和体征:言语不清、书写笨拙、步态不稳;指鼻、跟膝胫及轮替试验差,步态异常。头部核磁示小脑萎缩,其他辅助检查未发现其他获得性小脑性共济失调证据。基因检测显示 SCA 35 型 *TGM6* 基因突变。给予患者坦度螺酮改善共济失调症状,艾司西酞普兰缓解焦虑抑郁,积极开展语言及平衡障碍康复训练;配合脑神经保护剂及辅助支持治疗。

值得一提的是,该病例急性起病,病程相对较短,用丙种球蛋白治疗后,言语不清有 40% 缓解,这些都与经典的 SCA 不同,提示我们即使病程短、起病急的共济失调,如果进行性加重,也要注意遗传性共济失调的可能。

最终诊断:脊髓小脑性共济失调。

二、临床思维训练

(一) 遗传性共济失调的定义、流行概况

遗传性共济失调(hereditary ataxia,HA)是一大类具有高度临床和遗传异质性、病死率和病残率较高的遗传性神经系统退行性疾病,占神经系统遗传性疾病的 10%~15%。

在我国常染色体显性遗传性共济失调中,脊髓小脑性共济失调 3 型(spinocerebellar ataxia type 3,SCA3)最常见,占 SCA 的 60%~70%。

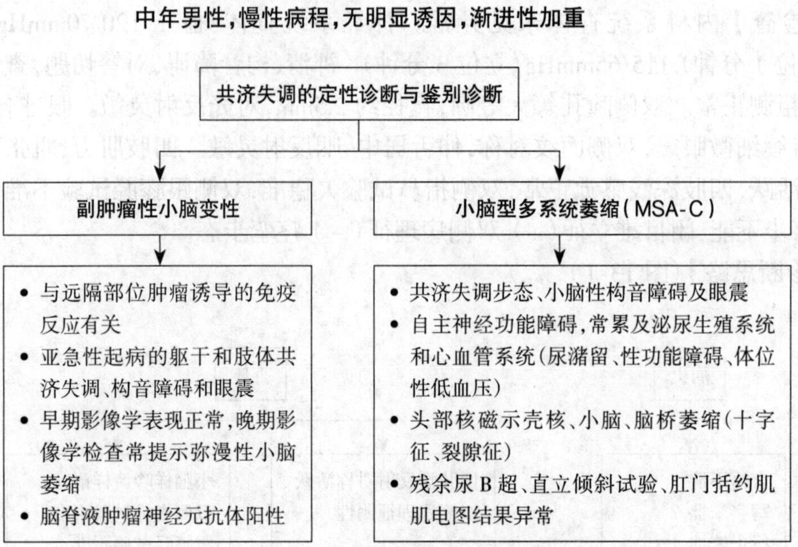

中年男性,慢性病程,无明显诱因,渐进性加重

```
┌─────────────────────────────┐
│   共济失调的定性诊断与鉴别诊断   │
└─────────────────────────────┘
         │
    ┌────┴────────────────────┐
    ▼                         ▼
┌──────────────┐      ┌──────────────────────┐
│ 副肿瘤性小脑变性 │      │ 小脑型多系统萎缩(MSA-C) │
└──────────────┘      └──────────────────────┘
    │                         │
    ▼                         ▼
```

- 与远隔部位肿瘤诱导的免疫反应有关
- 亚急性起病的躯干和肢体共济失调、构音障碍和眼震
- 早期影像学表现正常,晚期影像学检查常提示弥漫性小脑萎缩
- 脑脊液肿瘤神经元抗体阳性

- 共济失调步态、小脑性构音障碍及眼震
- 自主神经功能障碍,常累及泌尿生殖系统和心血管系统(尿潴留、性功能障碍、体位性低血压)
- 头部核磁示壳核、小脑、脑桥萎缩(十字征、裂隙征)
- 残余尿B超、直立倾斜试验、肛门括约肌肌电图结果异常

图 13-2　病案的定性诊断与鉴别诊断

(二) 遗传性共济失调诊断依据

1. 进展性、对称性共济失调。

2. 遗传家族史。典型的遗传家族史是确诊的重要依据;遗传性共济失调以常染色体显性遗传为主,部分可呈常染色体隐性遗传,极少数为 X-连锁遗传及线粒体遗传等方式,也可见散发病例。

3. 辅助检查(血清学检测、神经电生理学检查、影像学检查等)的支持证据。

4. 排除其他遗传或非遗传性因素所致的共济失调。

5. 基因诊断。根据遗传方式和伴随症状检测基因确定遗传性共济失调的类型。

(三) 脊髓小脑性共济失调的发病机制及病理表现

1. 发病机制

(1) 突变基因编码区三核苷酸(CAG 和 CTG 等)序列异常扩增导致过度拷贝的多聚谷氨酰胺形成。

(2) 致病基因组非编码区异常扩增序列的 RNA 产物引起 RNA 水平上神经元的损伤。

(3) 特定基因缺失、无义、错义或插入突变。

(4) 致病基因尚不明确。

2. 病理表现　小脑、脑干和脊髓出现变性、萎缩。

(四) 脊髓小脑性共济失调的临床表现

1. 运动障碍

(1) 共济运动:步态不稳、言语不清、吞咽困难、饮水呛咳、书写障碍。

(2) 锥体束:痉挛步态。

(3) 锥体外系:帕金森症状、面舌肌搐颤、手足徐动症、扭转痉挛、舞蹈样动作。

2. 大脑皮质受损表现　认知障碍、癫痫、肌阵挛、精神行为异常。

3. 其他神经损害　脑神经、自主神经、周围性感觉和/或运动神经受损表现。

（五）35 型 SCA 的临床特点

35 型 SCA 是由 *TGM6* 基因（编码谷氨酰转移酶-6）错义突变导致的。

临床表征：躯干或肢体共济失调、震颤、构音障碍、辨距不良、假性延髓性麻痹、腱反射活跃。

头部核磁表现：弥散的小脑萎缩，不累及大脑半球和脑干。

（六）脊髓小脑性共济失调的诊断

无法证明是获得性原因引起的表型，但有相关家族史，可临床诊断为进行性共济失调。根据家族已知的 SCA 分型或高度怀疑的分型或地区代表性的分型进行针对性检测。若以上检测为阴性，则可针对其他非编码区核苷酸异常扩增的分型进行检测；或完善相关基因位点变异/缺失变异的检测。

（七）脊髓小脑性共济失调的治疗

目前临床上仍以对症和支持治疗为主，主要目标是减轻症状、延缓病情进展、改善患者日常生活自理能力。

1. **共济失调症状**　丁螺环酮、坦度螺酮，利鲁唑。
2. **痉挛症状**　加巴喷丁、巴氯芬。
3. **锥体外系症状**　左旋多巴及其复合制剂、苯海索、金刚烷胺等。
4. **神经保护剂**　辅酶 Q_{10}、艾地苯醌、丁苯酞。
5. **其他药物**　抗癫痫药物、促认知药物、抗焦虑和抑郁药物等。
6. **非药物治疗**　神经康复、经颅磁刺激、心理治疗。

（贾龙飞　秦　琪）

第十四章

神经系统发育异常性疾病

病案 走路不稳的青年女性

一、案例分析

【病史摘要】患者,女,40岁,走路不稳3年余,头晕伴双上肢麻木2个月余。患者3年前无明显诱因出现走路不稳,日常行走时不受影响,快走、跑步时平衡感差,易摔倒。无下肢麻木无力、无言语不清、无头晕等其他不适。上述症状缓慢持续性进展,未诊治。近2个月无明显诱因出现头晕、发作性站立不稳,每次持续数分钟,每天发作10余次,伴双上肢持续性麻木,左臂疼痛、抬举费力,无头痛、恶心呕吐、视物旋转、视物重影、耳鸣、下肢麻木。否认特殊疾病史和特殊用药史,否认毒物接触史,否认相关家族史。

【体格检查】神志清楚,语言清晰,对答切题,定向力、记忆力和计算力可。双侧瞳孔等大等圆,直径3.0mm,对光反射灵敏,眼球活动可,无眼球震颤,其他脑神经检查未见异常。左上肢肌力4级,余肢体肌力5级,肌张力可,宽基底步态,双侧指鼻试验欠稳准,双侧跟膝胫试验欠稳准,闭目难立征(+)。双上肢及T_1~T_{10}水平痛觉减退。四肢腱反射(++),双侧病理征阴性。颈软,克尼格征(-)。

【定位诊断思路】(图14-1)

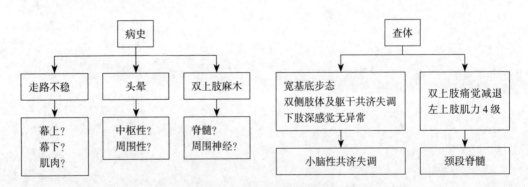

图14-1 病案的定位诊断思路

【定性诊断与鉴别诊断】(图14-2)

【最终诊断】患者颈椎CT(图14-3)显示:C_4~C_5、C_5~C_6、C_6~C_7椎间盘突出;枕骨大孔区结构略紊乱。颅脑MRI显示:脑实质未见明显异常信号,双侧侧脑室扩大、三脑室增宽。小脑扁桃体下端变尖,下端位于枕骨大孔连线约8mm处。考虑小脑扁桃体下疝合并幕上脑室增宽。颈胸髓MRI平扫及增强扫描:小脑扁桃体下端变尖,下端位于枕骨大孔连线约8mm处。颈髓

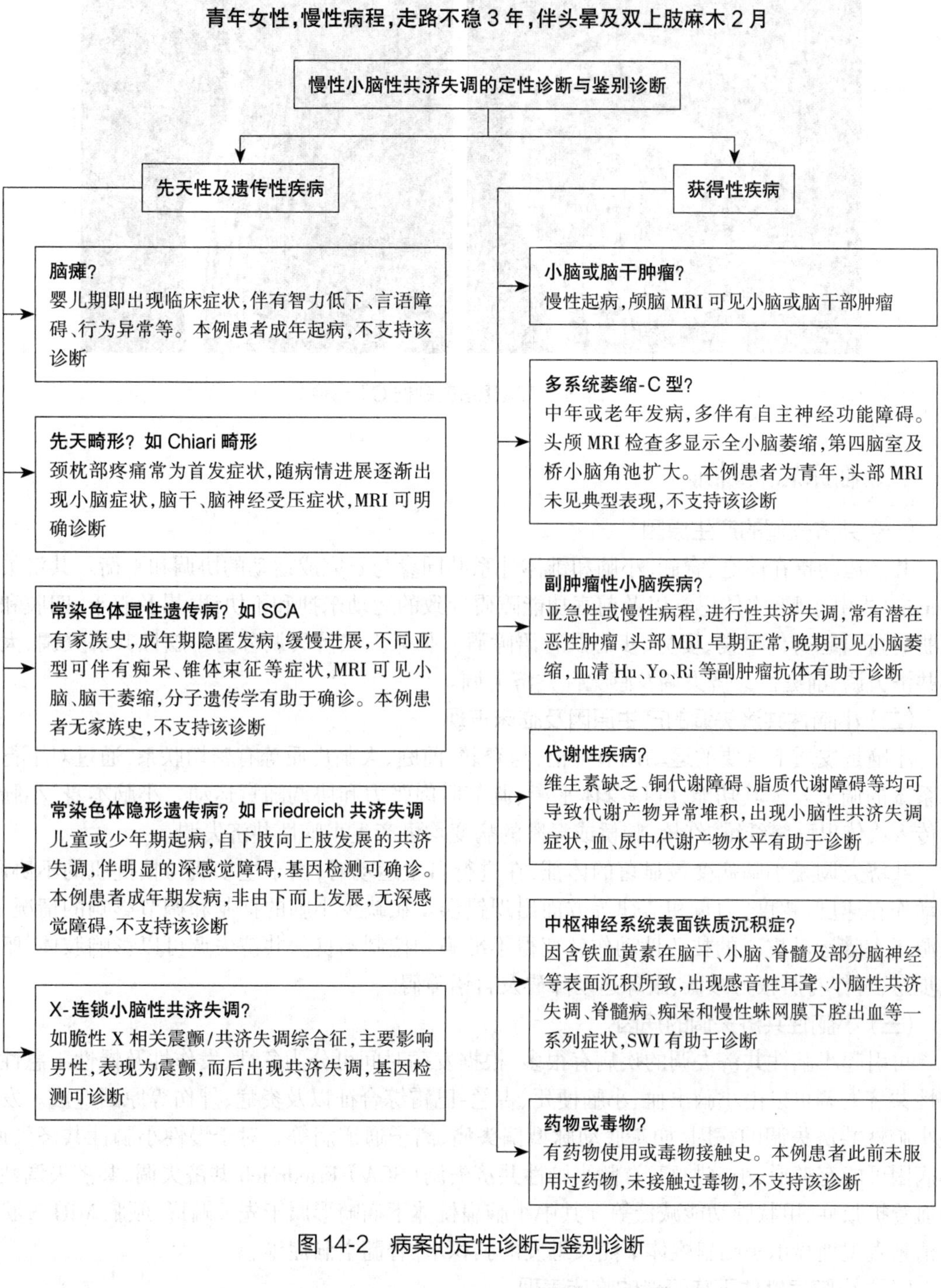

青年女性,慢性病程,走路不稳 3 年,伴头晕及双上肢麻木 2 月

慢性小脑性共济失调的定性诊断与鉴别诊断

先天性及遗传性疾病

获得性疾病

脑瘫?
婴儿期即出现临床症状,伴有智力低下、言语障碍、行为异常等。本例患者成年起病,不支持该诊断

先天畸形? 如 Chiari 畸形
颈枕部疼痛常为首发症状,随病情进展逐渐出现小脑症状,脑干、脑神经受压症状,MRI 可明确诊断

常染色体显性遗传病? 如 SCA
有家族史,成年期隐匿发病,缓慢进展,不同亚型可伴有痴呆、锥体束征等症状,MRI 可见小脑、脑干萎缩,分子遗传学有助于确诊。本例患者无家族史,不支持该诊断

常染色体隐形遗传病? 如 Friedreich 共济失调
儿童或少年期起病,自下肢向上肢发展的共济失调,伴明显的深感觉障碍,基因检测可确诊。本例患者成年期发病,非由下而上发展,无深感觉障碍,不支持该诊断

X-连锁小脑性共济失调?
如脆性 X 相关震颤/共济失调综合征,主要影响男性,表现为震颤,而后出现共济失调,基因检测可诊断

小脑或脑干肿瘤?
慢性起病,颅脑 MRI 可见小脑或脑干部肿瘤

多系统萎缩-C 型?
中年或老年发病,多伴有自主神经功能障碍。头颅 MRI 检查多显示全小脑萎缩,第四脑室及桥小脑角池扩大。本例患者为青年,头部 MRI 未见典型表现,不支持该诊断

副肿瘤性小脑疾病?
亚急性或慢性病程,进行性共济失调,常有潜在恶性肿瘤,头部 MRI 早期正常,晚期可见小脑萎缩,血清 Hu、Yo、Ri 等副肿瘤抗体有助于诊断

代谢性疾病?
维生素缺乏、铜代谢障碍、脂质代谢障碍等均可导致代谢产物异常堆积,出现小脑性共济失调症状,血、尿中代谢产物水平有助于诊断

中枢神经系统表面铁质沉积症?
因含铁血黄素在脑干、小脑、脊髓及部分脑神经等表面沉积所致,出现感音性耳聋、小脑性共济失调、脊髓病、痴呆和慢性蛛网膜下腔出血等一系列症状,SWI 有助于诊断

药物或毒物?
有药物使用或毒物接触史。本例患者此前未服用过药物,未接触过毒物,不支持该诊断

图 14-2　病案的定性诊断与鉴别诊断

及 T_1~T_5、T_7~T_{10} 胸髓内见条形长 T_1、长 T_2 信号,增强扫描无强化。C_4~C_5、C_5~C_6、C_6~C_7 椎间盘向后突出,相应硬膜囊前缘轻度受压。考虑小脑扁桃体下疝并脊髓空洞。磁共振脑脊液电影成像:脑脊液电影双向流动,脑脊液流动曲线呈双向型,形态失常。考虑中脑导水管脑脊液流速异常。行手术治疗后,患者走路不稳、头晕及上肢麻木症状明显缓解。

最终诊断:小脑扁桃体下疝畸形伴脊髓空洞症。

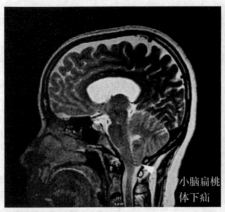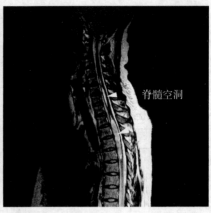

小脑扁桃
体下疝

脊髓空洞

图 14-3　病案患者的颈椎 CT 影像

二、临床思维训练

(一)共济失调的产生原因

共济运动指在前庭、脊髓、小脑和锥体外系共同参与下完成运动的协调和平衡。共济失调（ataxia）指由小脑、本体感觉以及前庭功能障碍导致的运动笨拙和不协调，累及躯干、四肢和咽喉肌时可引起身体平衡、姿势、步态及言语障碍。临床上共济失调分为小脑性共济失调、大脑性共济失调、前庭性共济失调及感觉性共济失调。

(二)小脑性共济失调的产生原因及临床表现

小脑是皮质下重要的运动调节中枢，与脊髓、前庭、大脑皮质等有密切联系，通过对下行运动系统的调节发挥其功能，维持身体平衡、调节肌肉张力和协调随意运动。小脑本身、小脑脚的传入或传出联络纤维、红核、脑桥或脊髓的病变均可产生小脑性共济失调。

共济失调是小脑病变最显著的体征，在进行自主运动时，由于主动肌与拮抗肌的不协调，使动作在速度、幅度、力量和节律等方面出现错误。在缺少小脑的抑制和调节影响的情况下，起源于大脑运动皮质的技巧性动作就变得不准确和控制不良。共济失调可以影响肢体、躯干或步态，可伴有肌张力减低、眼球运动障碍及言语障碍。

(三)小脑性共济失调的病因

可引起小脑性共济失调的疾病有很多，根据发病时间可分为急性、发作性及慢性。急性小脑性共济失调可以由小脑出血、小脑梗死、吉兰-巴雷综合征以及炎症、外伤等原因造成。发作性小脑性共济失调的病因，如基底动脉型偏头痛、离子通道病等。对于慢性小脑性共济失调，其病因可能有畸形、小脑肿瘤、脊髓小脑性共济失调（SCA）、Friedreich 共济失调、共济失调性毛细血管扩张症、甲状腺功能减低等。其中小脑扁桃体下疝畸形属于先天畸形，颅脑 MRI 矢状位可清晰直观地显示小脑扁桃体下疝及继发的脑积水、脊髓空洞症等。

(四)小脑扁桃体下疝畸形的临床表现

小脑扁桃体下疝畸形的临床表现依小脑-延髓下疝的情况而有不同，主要包括与梗阻性脑积水、异常眼运动、小脑缺陷和脊髓脊膜膨出有关的症状。患者多先出现头部或颈枕部疼痛，疼痛呈发作性，并向肩部放射，有颈枕部压痛及强迫头位。随病情进展，在颈枕部疼痛的同时，可表现延髓、上颈髓受压症状，如偏瘫或四肢瘫，偏身或四肢感觉障碍，病理征阳性。合并脊髓空洞症可出现节段性痛温觉障碍及呼吸困难、括约肌障碍等；还可出现脑神经、颈神经症状，如手部麻木无力、手肌萎缩、耳鸣、吞咽困难及声音嘶哑等;还可出现小脑症状,如走路不稳及颅内高压症状等。有头晕症状者其小脑扁桃体下疝程度较无头晕症状者严重,说明下疝越严重越有可能造成小脑扁桃体中的前庭小脑联络纤维受损,从而产生头晕症状。

(五)小脑扁桃体下疝畸形的分型

临床上依据畸形的特点及程度可将小脑扁桃体下疝畸形分为四型:

1. CM-Ⅰ型 常见于青少年和成人,是最常见的小脑扁桃体下疝畸形。小脑扁桃体及下蚓部疝到椎管内,有时可达第3颈椎,延髓与第四脑室位置正常或轻度下移,约50%病例有脊髓积水空洞症,一般无脊髓脊膜膨出。

2. CM-Ⅱ型 是儿童期最常见的小脑扁桃体下疝畸形。小脑、延髓、第四脑室均下移疝入椎管内,延髓与上颈髓重叠,脑桥延长变薄,第四脑室正中孔与导水管粘连狭窄致梗阻性脑积水,多伴脊髓脊膜膨出。

3. CM-Ⅲ型 罕见,多在新生儿期发病。除Ⅱ型特点外,常合并高颈、枕部脑膜脑膨出。

4. CM-Ⅳ型 罕见,在婴儿期即发病。表现为小脑发育不全,不向下方移位。

(六)小脑扁桃体下疝畸形的诊断

Chiari 畸形的诊断基于神经解剖学。MRI 是最好的影像学方法。薄层多平面 CT 图像重建对相关骨性异常的评估仍很重要。对于不能进行 MRI 检查的患者,高分辨率 CT 扫描矢状面重建可用于诊断 Chiari 畸形。对于一些胎儿脑室扩大的病例,使用胎儿超声检查可诊断出宫内 Chiari 畸形。成人和青少年 CM-Ⅰ型的影像学诊断依据是 MRI 发现一侧或双侧小脑扁桃体下移至枕骨大孔下≥5mm。小脑扁桃体移位处于临界水平(枕骨大孔下 3~5mm)时,若伴有 CM-Ⅰ型其他特征,如颅颈交界区其他异常或脊髓空洞症,则为病理性。

(七)小脑扁桃体下疝畸形的治疗

手术是治疗畸形唯一的方法,Chiari 畸形是否行手术治疗取决于畸形的特点和相关神经功能缺损的程度。手术目的是对颅颈交界区减压并恢复枕骨大孔区脑脊液的正常流动。有后组脑神经麻痹、脊髓空洞症、脊髓病变、小脑症状、剧烈颈痛或枕部头痛等明确症状的 CM-Ⅰ型患者需要行减压手术。对于无症状或症状很少、神经功能完好但 MRI 发现脊髓空洞症的 CM-Ⅰ型患者,建议行电影相位对比 MRI 检查,若显示脑脊液流动完全受阻,则手术治疗;若未受阻或部分受阻,则继续对患者进行临床监测和神经影像学监测,一旦发现临床恶化则行颅后窝减压术。对于有睡眠呼吸暂停的患者应考虑行多导睡眠图检查,如提示中枢性睡眠呼吸暂停,则考虑脑干功能障碍,应进行手术减压治疗。最常用的手术操作是通过枕下颅骨切除行后路减压,可联合硬膜成形术;其他手术方式还包括切除齿状突行枕骨大孔前路减压术及分流术。

(徐广润 周国钰)

第十五章

神经-肌肉接头和肌肉疾病

病案　交替性眼睑下垂的青年女性

一、案例分析

【病史摘要】患者,女,27岁,间断眼睑下垂3月余,四肢无力、言语含糊1个月,加重伴气短3天。患者3个月前无明显诱因出现右侧眼睑下垂,伴视物成双,不伴肢体无力、言语含糊、吞咽困难、呼吸困难等症状,眼睑下垂呈波动性,1周后自行好转。1个月前劳累后再次出现左侧眼睑下垂,伴视物成双、言语含糊、咀嚼费力,双上肢抬举费力,爬楼梯费力,上述症状晨起较轻,下午或劳累后加重。3天前患者自觉上述症状加重,同时出现气短,于当地医院就诊完善肌电图重复频率电刺激提示低频递减,胸部CT可见胸腺增生。否认特殊疾病史和特殊用药史,否认毒物接触史,否认相关家族史。

【体格检查】神志清楚,语言含糊,对答切题,定向力、记忆力和计算力可,双侧瞳孔等大等圆,直径3.0mm,对光反射灵敏,左眼内收、右眼外展欠充分,余各向活动灵活,水平注视时存在复视,无眼震,双侧眼睑闭合力弱,左侧眼睑下垂,遮瞳3~9点,疲劳试验阳性,双侧额纹及鼻唇沟对称,伸舌居中,无舌肌萎缩及纤颤,饮水呛咳,咽反射减弱,颈屈肌肌力3级,四肢近端肌力4级,远端5级,肌张力可,四肢腱反射(++),双侧巴宾斯基征未引出,颈软,克尼格征阴性。

【定位诊断思路】(图15-1)

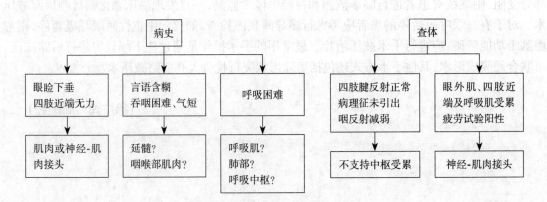

图15-1　病案的定位诊断思路

【**定性诊断与鉴别诊断**】(图 15-2)

青年女性,亚急性起病,症状呈波动性,累及眼外肌、延髓肌、四肢及呼吸肌

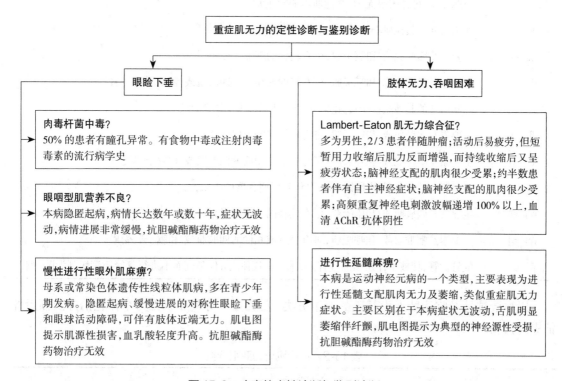

图 15-2 病案的定性诊断与鉴别诊断

患者行肌电图重复频率电刺激提示低频递减,胸部 CT 可见胸腺增生,结合患者症状,早期为波动性眼睑下垂,伴视物成双,劳累后出现肢体无力、言语含糊、吞咽困难、呼吸困难等,四肢肌力、延髓肌、呼吸肌受累,考虑为重症肌无力。进一步完善血清重症肌无力相关抗体筛查,提示 AChR 抗体阳性。给予患者溴吡斯的明片 60mg,3 次/日,同时给予静脉注射丙种球蛋白、醋酸泼尼松治疗后,患者症状逐渐改善。

最终诊断:重症肌无力。

二、临床思维训练

(一)重症肌无力的发病机制

重症肌无力是一种神经-肌肉接头传递障碍引起的获得性自身免疫性疾病。其发病机制为体液免疫介导下神经-肌肉接头突触后膜上的 AChR 受到 AChR 抗体直接竞争性抑制或间接干扰 ACh 与 AChR 结合,后通过激活补体而使 AChR 降解和结构改变,使突触后膜上的 AChR 绝对数目减少、突触后褶皱破坏,以致突触后膜不能产生足够的终板电位使肌纤维去极化产生传导性兴奋,出现突触后膜传导障碍性肌无力。

(二)重症肌无力的临床分型

美国重症肌无力基金会(myasthenia gravis foundation of America,MGFA)临床分型(表 15-1),旨在评估疾病严重程度,指导治疗及评估预后。

表15-1　美国重症肌无力基金会临床分型

分型	临床表现
Ⅰ型	眼肌无力,可伴闭眼无力,其他肌群肌力正常
Ⅱ型	除眼肌外的其他肌群轻度无力,可伴眼肌无力
Ⅱa型	主要累及四肢肌或/和躯干肌,可有较轻的咽喉肌受累
Ⅱb型	主要累及咽喉肌或/和呼吸肌,可有轻度或相同的四肢肌或/和躯干肌受累
Ⅲ型	除眼肌外的其他肌群中度无力,可伴有任何程度的眼肌无力
Ⅲa型	主要累及四肢肌或/和躯干肌,可有较轻的咽喉肌受累
Ⅲb型	主要累及咽喉肌或/和呼吸肌,可有轻度或相同的四肢肌或/和躯干肌受累
Ⅳ型	除眼肌外的其他肌群重度无力,可伴有任何程度的眼肌无力
Ⅳa型	主要累及四肢肌或/和躯干肌,可有较轻的咽喉肌受累
Ⅳb型	主要累及咽喉肌或/和呼吸肌,可有轻度或相同的四肢肌或/和躯干肌受累
Ⅴ型	气管插管,伴或不伴机械通气(除外术后常规使用);仅鼻饲而不进行气管插管病例为Ⅳb型

　　以血清抗体及临床特点为基础的亚组分类(表15-2),对重症肌无力个体化治疗及预后评估更具指导意义。

表15-2　重症肌无力亚组分类

亚组分析	抗体	合并其他肌无力抗体	发病年龄	胸腺	胸腺切除
OMG	可出现 AChR、MuSK 及 LRP4 抗体	极少	任何年龄	正常或异常	证据不足
AChR-GMG(早发型)	AChR	极少	<50 岁	胸腺增生	获益
AChR-GMG(晚发型)	AChR	合并 Titin、RyR 抗体	>50 岁	胸腺萎缩,小部分增生	可能获益(胸腺增生)
MuSK-GMG	MuSK	极少	任何年龄	正常	不推荐
LRP4-GMG	LRP4	极少	任何年龄	正常	不推荐
抗体阴性 MG	未检测到 AChR、MuSK 及 LRP4 抗体	可能出现	任何年龄	正常或增生	证据不足
胸腺瘤相关 MG	AChR	通常合并 Titin、RyR 抗体	任何年龄	胸腺上皮细胞瘤	可能获益

　　注:MG:重症肌无力;OMG:眼肌型MG;GMG:全身型MG;AChR:乙酰胆碱受体;MuSK:肌肉特异性受体酪氨酸激酶;LRP4:低密度脂蛋白受体相关蛋白4;Titin:肌联蛋白;RyR:兰尼碱受体。

(三)重症肌无力的诊断流程

　　重症肌无力的诊断流程,见图15-3。

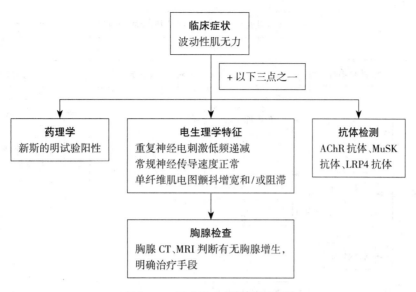

图 15-3　重症肌无力的诊断流程

（四）重症肌无力的治疗目标

MGFA 对 MG 干预后的状态分级见表 15-3。

表 15-3　MGFA 干预后状态分级

分级	干预后症状描述
完全缓解 （complete stable remission, CSR）	至少 1 年无肌无力的症状或体征, 在此期间没有接受过任何 MG 的药物治疗
药物缓解 （pharmacologic remission, PR）	标准同 CSR, 需通过服药达到上述状态（服用胆碱酯酶抑制剂除外）
微小状态 （minimal manifestation status, MMS）	没有任何因肌无力引起的功能受限, 经专业的神经肌病医生检查可发现某些肌肉无力
改善（improved）	与治疗前相比, 肌无力临床症状明显减轻或 MG 治疗药物剂量明显减少
无变化（unchanged）	临床症状及 MG 治疗药物剂量与治疗前无明显变化
加重（worse）	与治疗前相比, 肌无力临床症状明显加重或 MG 治疗药物剂量明显增加
恶化（exacerbation）	已经达到 CSR、PR 或 MMS, 出现了新的临床症状
死亡（death）	死于 MG 或 MG 治疗的并发症, 或者胸腺切除术后 30 天内死亡

（五）重症肌无力的治疗

重症肌无力的治疗见图 15-4。

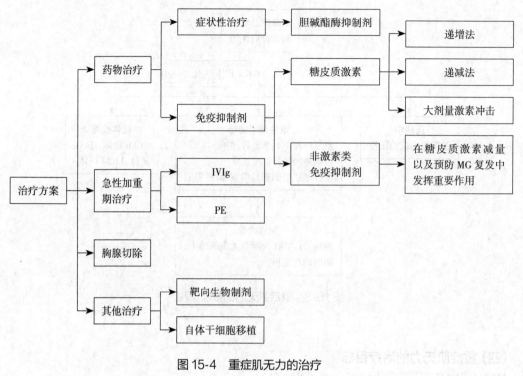

图 15-4　重症肌无力的治疗

（六）重症肌无力危象的鉴别

重症肌无力危象和胆碱能危象的鉴别见表 15-4。

表 15-4　重症肌无力危象和胆碱能危象的鉴别

指标	重症肌无力危象	胆碱能危象
心率	心动过速	心动过缓
肌肉	无力	无力和肌束震颤
瞳孔	正常或变大	缩小
皮肤	苍白,可伴发凉	潮红、温暖
腺体分泌	正常	增多
新斯的明试验	肌无力症状改善	肌无力症状加重

（郭军红　畅雪丽）

第十六章

自主神经系统疾病

病案 手指受凉变色的青年女性

一、案例分析

【病史摘要】女性,24岁,反复发作性手指颜色改变伴疼痛3个月。患者近3个月受寒冷及情绪影响时出现发作性双手十指颜色改变(发白、青紫、潮红),伴手指感觉异常及疼痛,温暖环境可缓解。疼痛程度轻到中度,偶尔伴有蚁走感,可以维持正常工作,但生活及情绪受其影响较大,伴有睡眠欠佳。上述症状近3个月反复发作,共发生4次,每次持续1~3小时。1周前在外院行四肢血管超声未见异常。否认特殊疾病史和特殊用药史,否认毒物接触史,母亲曾有相似发作性症状。

【体格检查】神志清楚,语言清晰,对答切题,定向力、记忆力和计算力正常。双侧瞳孔等大等圆,直径3.0mm,对光反射灵敏,眼球活动自如,余脑神经检查未见异常。四肢肌力、肌张力正常,四肢腱反射对称存在,双侧病理征(-)。颈软,克尼格征(-)。指(趾)发凉,手部多汗,桡动脉、尺动脉、足背动脉及胫后动脉搏动均存在。冷水试验(+),甲襞毛细血管镜检查无异常,指动脉造影显示动脉管腔变小。红细胞沉降率、血常规及抗核抗体等免疫相关抗体检测均无异常。

【定位诊断思路】(图16-1)

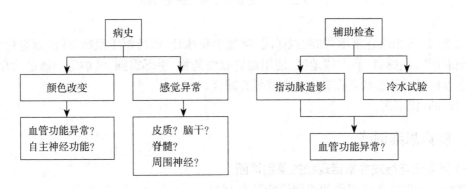

图16-1 病案的定位诊断思路

【定性诊断与鉴别诊断】(图16-2)

【最终诊断】对患者行甲襞毛细血管镜检查未见明显异常,且手部颜色改变及伴随症状符合雷诺病发病形式,进一步行红细胞沉降率、血常规、抗核抗体等免疫相关抗体检查均未见明显异常,指动脉造影显示动脉管腔变小。给予患者硝苯地平10mg,每日2次,口服,同时积极

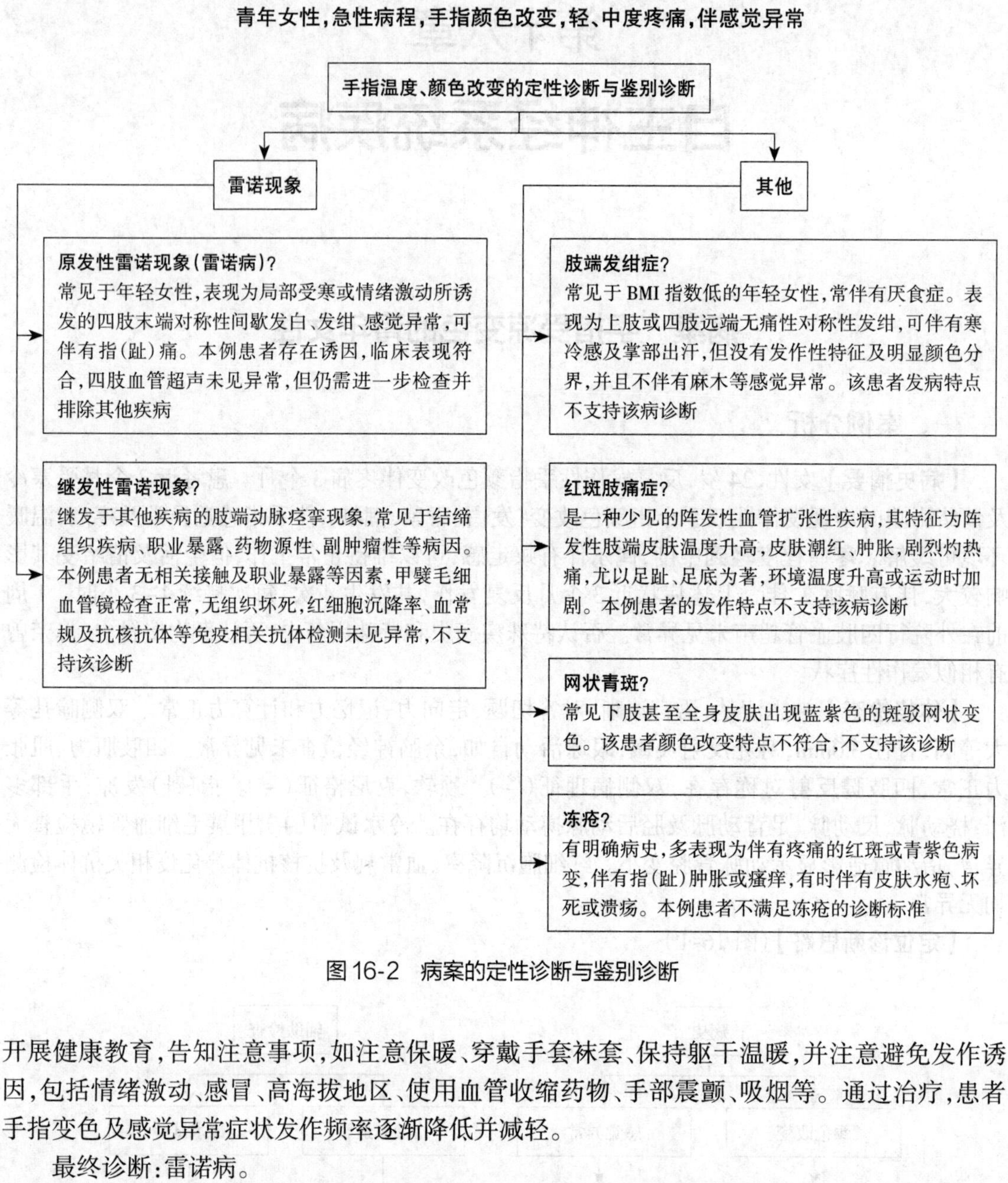

青年女性,急性病程,手指颜色改变,轻、中度疼痛,伴感觉异常

手指温度、颜色改变的定性诊断与鉴别诊断

雷诺现象	其他
原发性雷诺现象(雷诺病)? 常见于年轻女性,表现为局部受寒或情绪激动所诱发的四肢末端对称性间歇发白、发绀、感觉异常,可伴有指(趾)痛。本例患者存在诱因,临床表现符合,四肢血管超声未见异常,但仍需进一步检查并排除其他疾病	**肢端发绀症?** 常见于 BMI 指数低的年轻女性,常伴有厌食症。表现为上肢或四肢远端无痛性对称性发绀,可伴有寒冷感及掌部出汗,但没有发作性特征及明显颜色分界,并且不伴有麻木等感觉异常。该患者发病特点不支持该病诊断
继发性雷诺现象? 继发于其他疾病的肢端动脉痉挛现象,常见于结缔组织疾病、职业暴露、药物源性、副肿瘤性等病因。本例患者无相关接触及职业暴露等因素,甲襞毛细血管镜检查正常,无组织坏死,红细胞沉降率、血常规及抗核抗体等免疫相关抗体检测未见异常,不支持该诊断	**红斑肢痛症?** 是一种少见的阵发性血管扩张性疾病,其特征为阵发性肢端皮肤温度升高,皮肤潮红、肿胀,剧烈灼热痛,尤以足趾、足底为著,环境温度升高或运动时加剧。本例患者的发作特点不支持该病诊断
	网状青斑? 常见下肢甚至全身皮肤出现蓝紫色的斑驳网状变色。该患者颜色改变特点不符合,不支持该诊断
	冻疮? 有明确病史,多表现为伴有疼痛的红斑或青紫色病变,伴有指(趾)肿胀或瘙痒,有时伴有皮肤水疱、坏死或溃疡。本例患者不满足冻疮的诊断标准

图 16-2　病案的定性诊断与鉴别诊断

开展健康教育,告知注意事项,如注意保暖、穿戴手套袜套、保持躯干温暖,并注意避免发作诱因,包括情绪激动、感冒、高海拔地区、使用血管收缩药物、手部震颤、吸烟等。通过治疗,患者手指变色及感觉异常症状发作频率逐渐降低并减轻。

最终诊断:雷诺病。

二、临床思维训练

(一)雷诺病与继发性雷诺现象的鉴别诊断

雷诺病与继发性雷诺现象的鉴别诊断见表 16-1。

表 16-1　雷诺病与继发性雷诺现象的鉴别诊断

鉴别点	雷诺病	继发性雷诺现象
起病	多小于 30 岁	多大于 30 岁
性别	多数为女性	男性比例较高

续表

鉴别点	雷诺病	继发性雷诺现象
疼痛严重程度	轻、中度	中、重度
组织坏死	少见	多见
分布	对称	非对称
甲襞毛细血管	可正常	管腔不规则,血管袢增大
病因	不明	结缔组织疾病、高凝状态、职业暴露、药物源性、损伤、副肿瘤性等
手指坏疽	少见,仅表面	常见
内皮损害	无	常见
结构性闭塞	无	有
自身抗体	阴性或低滴度	阳性

(二)继发性雷诺现象的病因

以下疾病可能与继发性雷诺现象有关。

1. 结缔组织疾病

(1)系统性硬化症(SSc)。

(2)系统性红斑狼疮。

(3)混合型结缔组织病。

(4)干燥综合征。

(5)皮肌炎/多发性肌炎。

(6)原发性胆汁性肝硬化(通常伴潜在SSc)。

2. 职业相关

(1)手臂振动综合征及小鱼际锤击综合征。

(2)氯乙烯暴露。

(3)二氧化硅和溶剂(引起系统性硬化症)。

3. 药物

(1)抗偏头痛药物,如麦角胺衍生物。

(2)非选择性 β 受体阻滞剂,包括滴眼液。

(3)细胞毒性药物。

(4)环孢素。

(5)溴麦角隐亭。

(6)干扰素 α 和干扰素 β。

(7)可卡因、安非他命或大麻。

(8)无孕酮的雌激素替代疗法。

(9)麻黄素,如在耳、鼻和喉部疾病中。

4. 内分泌疾病

(1)甲状腺功能减退。

(2)嗜铬细胞瘤。

5. 副肿瘤综合征　略。

6. 其他

（1）闭塞性血栓性血管炎。

（2）低 BMI。

（3）减肥手术后。

（4）复杂区域疼痛综合征。

（5）冻伤后遗症。

（6）手指损伤后遗症。

（三）雷诺现象的诊断流程

雷诺现象的诊断流程见图 16-3。

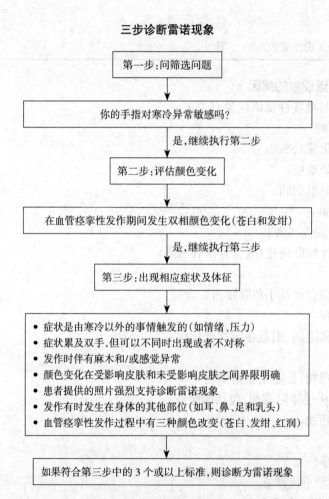

图 16-3　雷诺现象的诊断流程

（四）雷诺病的诊断

雷诺病的诊断见图 16-4。

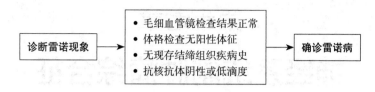

图 16-4 雷诺病的诊断

（五）雷诺病的治疗流程

雷诺病的治疗流程见图 16-5。

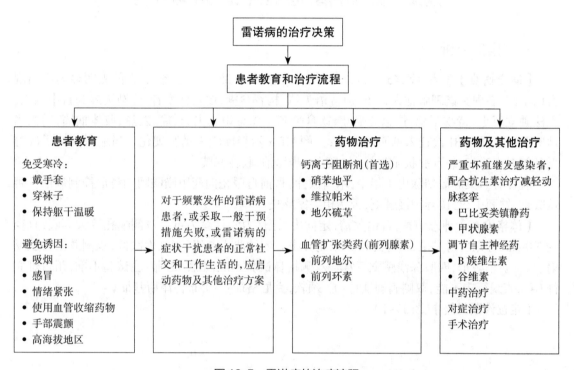

图 16-5 雷诺病的治疗流程

（李国忠 钟 镝）

第十七章

神经系统副肿瘤综合征

病案　言语不清伴步态不稳的中年女性

一、案例分析

【病史摘要】患者,女,45 岁,言语不清伴步态不稳 25 天。患者 25 天前无明显诱因出现言语不清,表现为能理解他人言语,但言语欠清,构音含糊,爆发样发音,逐渐进展为行走困难,无法独立行走,持物不稳,伴恶心呕吐、饮食呛咳。无意识丧失、头痛、发热、肢体抽搐,遂去当地医院行头颅 MRI 检查未见明确异常,头颅 MRA 示轻度颅内动脉硬化。当地医院给予改善循环等对症治疗,患者症状无改善,为求进一步诊治,收住我院。

既往有卵巢肿瘤切除史 1 年余,术后放疗,目前自服靶向药甲磺酸阿帕替尼控制病情。否认吸烟、饮酒史,否认毒物接触史,否认相关家族史。

【体格检查】神志清楚,言语欠清,定向力、记忆力和计算力可。双侧瞳孔等大等圆,直径约 3.0mm,对光反射灵敏,脑神经检查未见异常。四肢肌力 5 级,肌张力减低,双侧肱二头肌反射、膝反射稍减退,四肢深浅感觉正常。双侧指鼻试验不准,双侧跟-膝-胫试验不准,闭目难立征(+),直线行走不能,双侧病理征(-)。颈软,克尼格征(-),布鲁津斯基征(-)。

【定位诊断思路】(图 17-1)

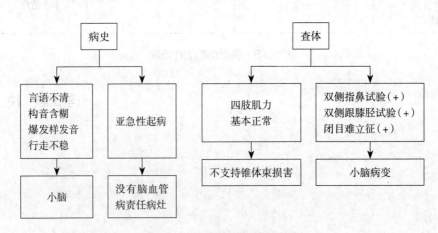

图 17-1　病案的定位诊断思路

【定性诊断与鉴别诊断】(图 17-2)

【最终诊断】患者行头颅 MRI 检查未见明确的影像学异常。副肿瘤抗体检查提示抗 Yo-抗体 IgG(+)和抗双载蛋白抗体 IgG(+),脑脊液 IgG、白蛋白升高,纤维蛋白原降低,抗

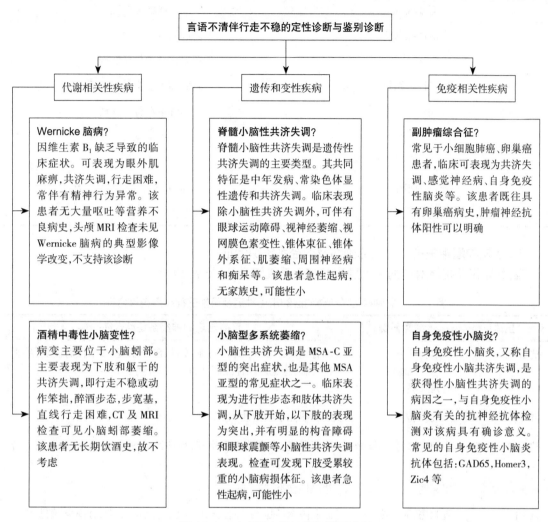

图 17-2 病案的定性诊断与鉴别诊断

Ro-52 抗体(+)。血常规、生化检查等未见明显异常。给予患者甲泼尼龙(每次 0.5g,每日一次)抗感染治疗,患者言语不清及步态不稳逐渐改善。

最终诊断:副肿瘤性小脑变性。

二、临床思维训练

(一)副肿瘤神经综合征包括的典型综合征

副肿瘤神经综合征包括一些常见的典型综合征,具体见表 17-1。

表 17-1 副肿瘤神经综合征包括的典型综合征

受累部位	典型综合征
中枢神经系统	副肿瘤性小脑变性
	副肿瘤性脑脊髓炎

续表

受累部位	典型综合征
中枢神经系统	副肿瘤脑干脑炎
	亚急性坏死性脊髓病
周围神经系统	副肿瘤性感觉神经元病
	亚急性运动神经元病
	副肿瘤性运动神经元病
	自主神经病
神经-肌肉接头	Lambert-Eaton 肌无力综合征
肌肉	皮肌炎

（二）副肿瘤相关抗体对应的肿瘤及神经系统综合征

副肿瘤相关抗体对应的常见肿瘤及神经系统综合征，见表 17-2。

表 17-2 副肿瘤相关抗体对应的常见肿瘤及可能的神经系统综合征

抗体	常见肿瘤	可能出现的神经系统综合征
抗 Hu	小细胞肺癌、神经母细胞瘤、前列腺癌	脑脊髓炎，边缘叶脑炎，小脑变性，脑干脑炎，多节段脊髓炎，感觉神经病，感觉运动神经病变，自主神经病变
抗 Yo	卵巢癌、乳腺癌	副肿瘤性小脑变性
抗 CV2/CRMP5	小细胞肺癌、胸腺瘤	脑脊髓炎，多发性神经病变，视神经炎，边缘性脑炎，舞蹈病综合征，小脑变性
抗 Ta/Ma2	睾丸癌	边缘性脑炎，脑干脑炎
抗 Ri	乳腺癌、卵巢癌、小细胞肺癌	眼肌阵挛-肌阵挛综合征，脑干脑炎，小脑变性，脊髓炎，颌肌张力障碍，痉挛
抗双载蛋白	乳腺癌、小细胞肺癌	僵人综合征，边缘叶脑炎，脑干脑炎，小脑变性，多发性神经病
抗恢复蛋白	小细胞肺癌	视网膜病变
抗 SOX-1	小细胞肺癌	Lambert-Eaton 肌无力综合征
抗 Tr	霍奇金淋巴瘤、非霍奇金淋巴瘤	小脑变性
抗 Zic-4	小细胞肺癌	小脑变性
PCA-2	小细胞肺癌	脑炎，Lamert-Eaton，肌无力综合征，多发性神经病
ANNA-3	小细胞肺癌	小脑变性，边缘叶脑炎

（三）副肿瘤综合征的诊断思路

副肿瘤综合征的诊断思路，见图 17-3。

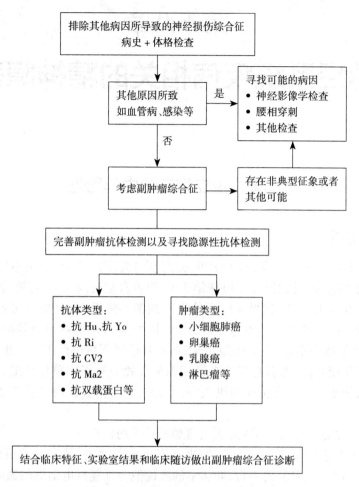

图 17-3　副肿瘤综合征的诊断思路

（四）副肿瘤综合征的治疗

副肿瘤综合征的治疗主要包括：①肿瘤原发病的治疗。②免疫治疗：是临床实践中较好的治疗方法，尤其在尚未检测到肿瘤或者当肿瘤治疗没有改善或者稳定时，免疫抑制可以作为一种联合疗法。一线治疗包括：类固醇、血浆置换、注射免疫球蛋白 IVIg 或免疫吸附治疗；二线治疗包括免疫抑制剂（硫唑嘌呤、甲氨蝶呤、环孢素、他克莫司），一线治疗失败时采用二线免疫治疗。③对症支持治疗。

（徐　运）

第十八章

神经系统疾病相关的精神障碍

病案　坐立难安的中年男性

一、案例分析

【病史摘要】患者,男,45岁,初中学历,公交车司机,因"头晕、走路不稳15小时"入院。入院后诊断为小脑梗死,建议卧床。卧床第3天,患者自觉胸闷气短,呼吸音粗大,全身不适,长吁短叹,总是在床上翻身,觉得头向床的哪一侧都不舒服,总是想出去走走,觉得病房里空气不够用。同时,患者入院后不想吃饭,从不主动进食,每次均是由陪护人员协助才勉强吃一点。晚上睡眠特别不好,不敢闭眼睡觉,担心自己睡下再也醒不了。患者脑梗死面积不大,经治疗后恢复较好,但患者总担心自己因患脑梗死而被工作单位辞退,从而失去经济来源,无力抚养孩子及家人。害怕房间里人多,认为人多嘈杂会使自己受不了,影响自己病情恢复。

经了解,患者家庭、经济、人际关系及心理健康情况均较好。

患者家属认为他好像变了一个人,原来在家里事事做主,是家里的顶梁柱,现在总"磨人"。家属送饭晚了就着急得不行,同病室的人说他会反复打电话询问家属在哪里,在干什么。家属回来晚一些,他就责骂家人不关心他,想扔他自己在医院,不管他了。

【体格检查】神志清楚,语言清晰,对答切题,定向力、记忆力和计算力可。双侧瞳孔等大等圆,直径3.0mm,对光反射灵敏,眼球活动可,其他脑神经检查未见异常。四肢肌力5级,肌张力可,左侧指鼻试验、跟膝胫试验较右侧欠稳准。四肢腱反射(++)对称,双侧病理征(-)。颈软,克尼格征(-)。

【定位诊断思路】(图18-1)

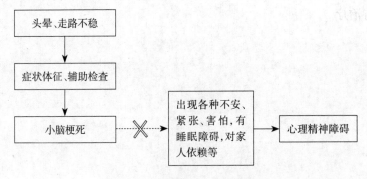

图18-1　病案的定位诊断思路

【定性诊断与鉴别诊断】（图 18-2）

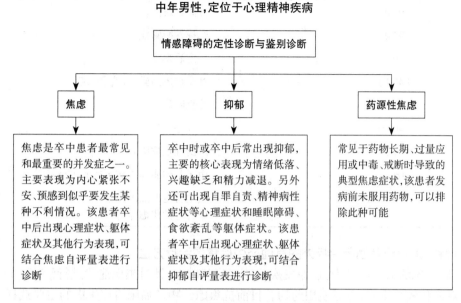

图 18-2　病案的定性诊断与鉴别诊断

【最终诊断】患者行焦虑自评量表、抑郁自评量表检测，换算为标准分后，焦虑自评量表 65 分，抑郁自评量表 46 分。考虑患者为焦虑状态，给予患者每晚睡前肌内注射地西泮 10mg 治疗，同时积极开展患者教育，配合认知行为等非药物治疗，患者症状明显改善。

最终诊断：小脑梗死、焦虑状态。

二、临床思维训练

（一）卒中后焦虑的发病机制

目前，卒中后焦虑的发病机制尚不清楚，大多数学者一致认为本病由多方面因素导致，可能与性别、年龄、生活背景、神经内分泌学、社会心理学等多方面因素相关。目前较认同的发病机制是：一方面可能为破坏了去甲肾上腺素能、5-羟色胺能 2 种神经元及其传导通路，造成 2 种神经递质合成低下；另一方面可能为影响患者机体的神经内分泌机制，使得下丘脑-垂体-肾上腺素轴异常分泌。另外，免疫炎性因子也与卒中后焦虑相关。

（二）卒中后焦虑的诊断

目前卒中后焦虑没有单独的诊断标准，也没有特异性的理化指标，对于卒中后焦虑的诊断主要依据患者的病史、症状、相关的焦虑抑郁量表评分等。

精神科现常用的诊断标准包括国际疾病分类第 10 版（International Classification of Diseases，ICD-10）、中国精神障碍分类与诊断标准第 3 版（Chinese Classification and Diagnostic Criteria of Mental Disorders，CCMD-3）、精神障碍诊断与统计手册第 5 版（Diagnostic and Statistical Manual of Mental Disorders，DSM-5），见表 18-1。DSM-5 将卒中后焦虑诊断为躯体情况所致，ICD-10 和 CCMD-3 将其诊断为器质性焦虑障碍。

表 18-1　DSM-5 焦虑障碍分类

ICD-10 编码	诊断名称
F93.0	分离焦虑障碍
F94.0	选择性缄默症
F40.2	特定恐惧症
F40.10	社交焦虑障碍（社交恐惧症）
F41.0	惊恐障碍
F40.00	广场恐惧症
F41.1	广泛性焦虑障碍
F06.4	由于其他躯体疾病所致的焦虑障碍
F41.8	其他特定的焦虑障碍 未特定的焦虑障碍

（三）除心理治疗及西药治疗外的其他卒中后焦虑治疗方法

卒中后焦虑的治疗原则为：在原发疾病的治疗基础上，针对焦虑症状进行治疗。以心理治疗为主，对症状较严重者，考虑使用药物。目前抗焦虑药物是临床治疗焦虑的主要选择。

近几年，中医治疗卒中后焦虑发展迅速。除了使用药物外，较常用的还有针灸疗法、电针疗法和五行音乐疗法，目前多作为西药治疗的辅助疗法。

（四）卒中后焦虑的检查量表

焦虑的评价量表通过对焦虑患者的心理感受的表述和外观行为变化的观察，评定焦虑水平。对于神经科医生，焦虑自评量表（SAS）主要用于患者自我评定焦虑的主观感受（表 18-2）。汉密尔顿焦虑量表（HAMA）是经典的焦虑评定量表，主要用于评定患者的焦虑程度，但需精神专科人员评定。

表 18-2　焦虑自评量表（SAS）

	项目	偶/无	有	经常	持续
1	我觉得比平时容易紧张和着急（焦虑）	1	2	3	4
2	我无缘无故地感到害怕（害怕）	1	2	3	4
3	我容易心里烦乱或觉得惊恐（惊恐）	1	2	3	4
4	我觉得我可能将要发疯（发疯感）	1	2	3	4
5	我觉得一切都很好，也不会发生什么不幸（不幸预感）	4	3	2	1
6	我手脚发抖打颤（手足颤抖）	1	2	3	4
7	我因为头痛、颈痛和背痛而苦恼（躯体疼痛）	1	2	3	4
8	我感觉容易衰弱和疲乏（乏力）	1	2	3	4
9	我觉得心平气和，并且容易安静坐着（静坐不能）	4	3	2	1
10	我觉得心跳得快（心悸）	1	2	3	4
11	我因为一阵阵头晕而苦恼（头昏）	1	2	3	4
12	我有过晕倒发作，或觉得要晕倒似的（晕厥感）	1	2	3	4

	项目	偶/无	有	经常	持续
13	我呼气吸气都感到很容易(呼吸困难)	4	3	2	1
14	我手脚麻木和刺痛(手足刺痛)	1	2	3	4
15	我因胃痛和消化不良而苦恼(胃痛或消化不良)	1	2	3	4
16	我常常要小便(尿意频数)	1	2	3	4
17	我的手常常是干燥温暖的(多汗)	4	3	2	1
18	我脸红发热(面部潮红)	1	2	3	4
19	我容易入睡并且一夜睡得很好(睡眠障碍)	4	3	2	1
20	我做噩梦(噩梦)	1	2	3	4

　　填表注意：请仔细阅读上述20条，每一条后有4级评分，分别表示：没有或偶尔、有时、经常、总是如此。然后根据最近1周的实际情况，在分数栏1~4分适当的分数下划"√"。

　　结果分析：20个项目各项得分相加得到总粗分，标准分=总粗分×1.25。分数越高，焦虑越严重。标准分<50分为正常；50~59分为轻度焦虑，60~69分为中度焦虑，>69分为重度焦虑。

（杨　薇　解文菁）

第十九章

睡 眠 障 碍

病案　白日思睡的青年男性

一、案例分析

【病史摘要】男,36岁,因"睡眠增多1年,发作性双下肢无力半年"就诊。患者大概从1年前开始出现无明显疲劳或紧张后睡眠增多,多于日间发作,每次持续约数分钟至数小时不等,睡意不能克制。终日精神不振、思睡,工作、走路时亦常常出现打盹,但睡眠浅、易被唤醒,每天发作3~6次。半年前出现发作性双腿无力、瘫软,不能行走,但神志清楚,数分钟后自行缓解,每天发作10余次。就诊前1个月左右又出现类似症状,并出现摔倒,伴有颜面部跌伤,遂来就诊。夜间睡眠较浅,易醒,且睡前易出现幻觉,与梦境相似。发病以来饮食、起居正常,无善饥多食。工作效率下降,注意力不集中,担心摔倒。

既往无颅脑外伤、感染、脑炎、癫痫及脑卒中史,无冶游史;无精神活性物质及成瘾性物质使用史,无类似疾病家族史。

【体格检查】T 36.3℃,P 72次/分,R 18次/分,BP 132/78mmHg,心肺未见异常,肝脾未触及,其他一般体检未见异常。

神经系统查体:神志清楚,精神差,言语表达清晰流畅,对答切题,无找词困难、理解困难,理解力及思维正常,记忆力及计算力正常;自知力完整;时间、地点和人物定向力均正常。脑神经检查正常。四肢肌肉无萎缩和假性肥大,双侧肌力5级,肌张力正常;未见共济失调及不自主活动;姿势、步态无异常;全身深、浅感觉正常;腱反射对称存在,双侧巴宾斯基征(-);病理征未引出;脑膜刺激征(-)。

【辅助检查】匹兹堡睡眠质量指数(PSQI):8分。血常规、尿常规、肝功能、肾功能及红细胞沉降率均正常。血清甲状腺激素、抗甲状腺抗体浓度均正常。头颅磁共振及血管成像:颅内脑实质及颅内动脉、静脉均未见异常。心电图:窦性心律,正常心电图。脑电图:大致正常脑电图;多导睡眠图(PSG)+日间睡眠潜伏期实验(MSLT):睡眠潜伏期缩短,睡眠效率65%(↓);5次小睡均入睡,3次均进入REM期,最长入睡潜伏期912秒,最短入睡潜伏期42秒,平均入睡潜伏期324秒。

【诊断思路】

1. 病例特点

(1)中年男性,PSQI>5分,慢性病程。

(2)日间过度思睡,病程1年,现出现猝倒发作,伴有跌伤。

(3)夜间睡眠浅、易醒,入睡后常有与梦境相似的幻觉。

(4)PSG提示睡眠效率减低,MSLT提示REM睡眠异常,潜伏期显著减少。

（5）生化,头颅 MRI、MRA、MRV,心电图及脑电图等检查未见异常。

2. 诊断及诊断依据（图 19-1）

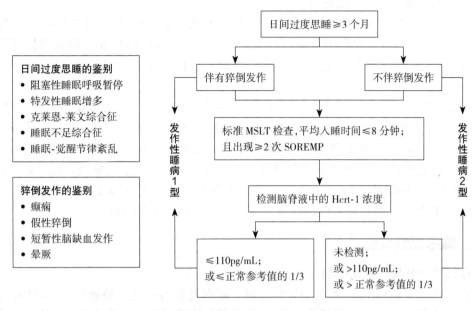

日间过度思睡的鉴别
- 阻塞性睡眠呼吸暂停
- 特发性睡眠增多
- 克莱恩-莱文综合征
- 睡眠不足综合征
- 睡眠-觉醒节律紊乱

猝倒发作的鉴别
- 癫痫
- 假性猝倒
- 短暂性脑缺血发作
- 晕厥

日间过度思睡≥3 个月

伴有猝倒发作　　　不伴猝倒发作

标准 MSLT 检查,平均入睡时间≤8 分钟;
且出现≥2 次 SOREMP

检测脑脊液中的 Hcrt-1 浓度

≤110pg/mL;
或≤正常参考值的 1/3

未检测;
或 >110pg/mL;
或 > 正常参考值的 1/3

发作性睡病 1 型

发作性睡病 2 型

图 19-1　病案的诊断与鉴别诊断思路

（1）诊断:发作性睡病。

（2）诊断依据:具体如下。

1）患者白天频繁小睡,难以克制。

2）存在猝倒发作。

3）存在夜间睡眠差,常有入睡后与梦境相似的幻觉。

4）查体无阳性体征。

5）PSG 示夜间睡眠效率降低,小睡试验阳性,余辅助检查未见异常。

【鉴别诊断】（图 19-1）

1. 发作性睡病需与以下疾病进行鉴别

（1）特发性睡眠增多症:原因不明的反复、长期出现昏昏欲睡的过度睡眠,多见于肥胖者,常于餐后空闲/看电视时出现。部分患者可能是睡眠呼吸暂停综合征的患者。

（2）慢性疲劳综合征:过度日间睡眠并非该综合征的特征,但如果以单核细胞增多样综合征起病,睡眠时间可明显延长。单核细胞增多症可出现非发作性的白天睡眠增多,其中白天睡眠增多仅为单核细胞增多症的一个表现,且后期为周期性发作,频率较低,抗抑郁药治疗可能有效。

（3）纤维肌痛症:也称为肌纤维组织炎和肌肉筋膜疼痛综合征,表现为以颈、背、腰等中轴部位为主的全身肌肉和骨骼疼痛,夜间加重并有晨僵。由于患者有失眠、日间嗜睡、睡眠期血氧饱和度降低,故早期被归为睡眠障碍疾病。脑电图可见特异性的 α 波插入现象,表现为在 NREM 睡眠各期背景上重叠出现短暂 α 节律。

（4）症状性发作性睡病:由外伤、感染及血管性疾病影响下丘脑引起,常合并有贪食症及内分泌障碍等疾病表现。如 Kleine-Levin 综合征,常见于男性青少年,表现为周期性发作性嗜睡发作,每次发作持续 3~10 天,并伴有贪食和行为异常,目前病因不明,可能为丘脑下部功能异常或局灶性脑炎所致。

2. 猝倒发作需与以下疾病进行鉴别

（1）癫痫:两者极易混淆,癫痫发作时可伴意识丧失,不能回忆发作过程,发作期脑电图可见痫样放电,且日间没有不可抗拒的思睡发作。而发作性睡病患者猝倒发作时意识清醒或不完全丧失,发作前常可预感到,发作后可回忆发作过程,且猝倒发作的动作不具备刻板性。

（2）假性猝倒:部分精神疾病患者常有假性猝倒发生,多于有人在场的情况下突然倒下,但有保护性姿势,较少有外伤。精神心理因素可以诱发该病,暗示治疗和心理治疗能减少或消除发作,精神心理评估、MSLT 和脑脊液中食欲素检测有助于鉴别诊断。

（3）其他:猝倒还要与低血压、短暂性脑缺血发作、晕厥、神经肌肉疾病及睡眠瘫痪加以区分,后者较少有日间思睡,且多有较为特异性的表现用于鉴别,询问病史时应注意重点。在疑难病例中,使用抗抑郁药物是否明显有效,可能有助于猝倒的鉴别诊断。

二、临床思维训练

（一）发作性睡病的发病机制

本病是快速眼动（REM）相关的异常睡眠。睡眠时没有经过非快速眼动（NREM）过程,REM 突然插入导致日间嗜睡和猝倒发作,可能与脑干网状结构上行激活系统功能降低或桥脑尾侧网状核功能亢进有关。脑干附近蓝斑的 NA 神经元和中缝背核的 5-HT 神经元调节 REM 的"开"和"关",两者的平衡失调导致了 REM 的突然插入。临床上丘脑下部、中脑灰质被盖网状结构受累者可表现为睡眠发作和猝倒发作。近年来下丘脑外侧区食欲素能神经元特异性丧失伴脑脊液食欲素浓度降低被认为是发作性睡病猝倒发作的病理机制。

（二）发作性睡病的临床表现

发作性睡病四联征即日间嗜睡、猝倒发作、睡眠瘫痪和睡眠幻觉,通常好发于 10~30 岁人群,男女患病率差别不大。

1. 日间嗜睡　指白天不可抗拒的睡意发作,多在非睡眠环境和时间突发,如散步、进餐、看电视、驾驶、工作中突发睡意和睡眠发作。每次发作持续数秒至数小时不等,一般持续十几分钟,短暂的睡眠后可恢复精神。

2. 猝倒发作　约 70% 患者合并存在。在强烈感情刺激下,躯体两侧肌张力突然丧失,发生猝倒,但当时意识清楚,记忆保存,呼吸正常。可很快进入 REM 睡眠,醒后恢复完全。

3. 睡眠瘫痪　见于约 30% 的患者,是在睡眠中发生的在刚入睡或刚觉醒时的一过性全身性无力,患者意识保存但不能活动、不能说话,常常伴有恐惧害怕,甚至濒死感等内心体验,持续数秒至数分钟,症状发作往往自行终止或被轻轻触动所终止。

4. 睡眠幻觉　见于约 30% 的患者,是指睡眠-觉醒转化时出现的生动的、多为不愉快的感觉性体验,可以为视、触、听和运动性幻觉,可分为入睡前幻觉和醒后幻觉。

部分患者还可有自动症、遗忘症、耳鸣、抑郁和焦虑等症状。

（三）发作性睡病的诊断

发作性睡病主要依据其临床四联征诊断,根据 2014 年最新颁布的 ICSD-3 诊断标准,发作性睡病可分为两型,包括发作性睡病 1 型和 2 型。1 型为发作性睡病伴猝倒发作型,又称食欲素缺陷综合征;2 型为发作性睡病不伴猝倒发作型。具体诊断依据如下:

1. 发作性睡病1型 须同时满足以下2项条件。

（1）患者存在白天难以遏制的困倦和睡眠发作，症状持续至少3个月。

（2）满足以下1项或2项条件：

1）猝倒发作，MSLT检查平均睡眠潜伏期≤8分钟，且出现≥2次REM起始睡眠。

2）脑脊液中下丘脑分泌素-1浓度≤110pg/mL或<正常参考值的1/3。

2. 发作性睡病2型 须同时满足以下5项条件。

（1）患者存在白天难以遏制的困倦和睡眠发作，症状持续至少3个月。

（2）MSLT检查，平均睡眠潜伏期≤8分钟，且出现≥2次REM起始睡眠。

（3）没有猝倒发作。

（4）脑脊液中下丘脑分泌素-1浓度未行检测，或免疫反应法测量值>110pg/mL或>正常参考值的1/3。

（5）嗜睡症状和/或MSLT结果无法用其他睡眠障碍，如睡眠不足、OSAS、睡眠时相延迟综合征或撤药反应来解释。

（四）发作性睡病的药物治疗

药物治疗主要是中枢兴奋药的应用。传统的中枢兴奋药包括苯丙胺(安非他明)、哌甲酯(利他林)、匹莫林等，其机制是促进突触前单胺递质释放、抑制再摄取，长期使用应注意其成瘾性和依赖性。目前比较推荐的治疗药物是新型的中枢兴奋药莫达非尼，该药主要作用于突触后膜 α_1 肾上腺素受体，通过激活下丘脑觉醒中枢达到催醒作用，常规治疗剂量为200~400mg/d。莫达非尼不良反应轻，是目前已知最安全的理想药物，但该药对猝倒发作的效果差。

其他药物：三环类抗抑郁剂，如普罗替林、丙米嗪、氯丙咪嗪等；5-羟色胺再摄取抑制剂，如氟西汀，可以用于治疗猝倒发作、睡眠麻痹、入睡前幻觉。

（汪　凯　胡盼盼）

第二十章
神经系统危重症监测与治疗

病案 频繁发作性抽搐的女童

一、案例分析

【病史摘要】患儿,女,7岁,间断发热15天,24小时内出现多次发作性意识不清、肢体抽搐。1个月前患儿出现咳嗽、咳痰、间断发热,当地医院诊断为"支原体感染"。1天前患儿脾气暴躁,夜间精神差,行为异常,少言,呕吐数次。凌晨2点患儿在睡眠中出现发作性意识丧失、双眼右斜视、头向右转、四肢强直抽搐,持续约1分钟缓解。晨6点左右在睡眠中再次发作,当日18点再次发作,发作间期嗜睡,意识不清。随即入神经重症监护室,其间患儿有持续肢体抽搐,发作形式包括四肢强直阵挛抽搐和肢体微小抽动,伴或不伴发热。

辅助检查:血常规检查:血小板计数 445×10^9/L;白细胞计数 11.71×10^9/L;中性粒细胞百分率0.79;血红蛋白89g/L;血细胞比容0.261。生化检查:钾3.11mmol/L;天冬氨酸氨基转移酶159U/L;丙氨酸氨基转移酶671U/L;白蛋白313.6g/L。脑脊液白细胞17个/mm³,脑脊液压力和生化检查大致正常。脑脊液抗D2R抗体1∶10阳性。头颅MRI脑实质未见明显异常。血培养示:木糖氧化无色杆菌木糖氧化亚种;肺炎支原体抗体阳性。痰培养示:化脓性链球菌感染。患儿出现四肢强直阵挛抽搐伴意识不清,立即给予咪达唑仑4mg静脉推注2次,患儿抽搐停止,脑电图显示右侧大脑半球出现爆发抑制,左侧大脑半球恢复至背景脑电,持续1小时后再次出现四肢强直阵挛抽搐伴意识不清,给予咪达唑仑4mg静脉推注后持续泵入,患儿抽搐停止,脑电图显示右侧大脑半球持续病理波发放,左侧大脑半球恢复至背景脑电。

既往史:1个月前咳嗽、咳痰、间断发热,当地医院诊断为"支原体感染"。

【体格检查】查体:体质量25kg,身高120cm,体温36.6℃,心率118次/分,呼吸20次/分,血压106/72mmHg,双肺呼吸音粗。神经系统查体:药物诱导性昏迷,角膜反射存在,双侧瞳孔等大等圆,直径3.0mm,直接及间接对光反射灵敏,四肢肌张力明显增高,双下肢巴宾斯基征(+)。

【诊断思路】(图20-1)

【诊断与鉴别诊断】(图20-2)

【最终诊断】患儿入院后癫痫发作频繁伴意识不清,持续静脉泵入咪达唑仑、苯巴比妥。使用的抗癫痫发作药物包括左乙拉西坦片、托吡酯、苯巴比妥、氯硝西泮、拉考沙胺、吡仑帕奈等。多种抗癫痫发作药物均不能控制癫痫持续状态。减停咪达唑仑期间,患儿癫痫易复发,咪达唑仑治疗超过12小时。添加生酮饮食对癫痫发作有效。考虑患者自身免疫性脑炎,

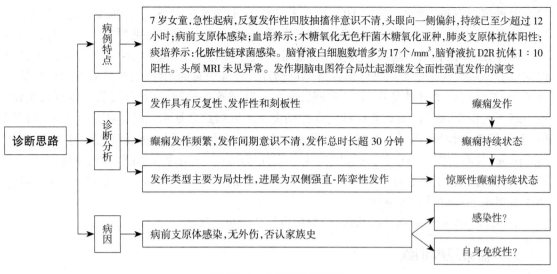

图 20-1 病案的诊断思路

7 岁女童,新发难治性癫痫持续状态,病前支原体感染史

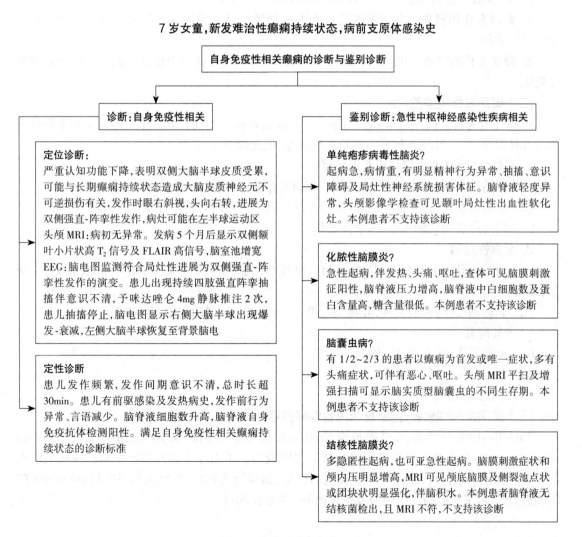

图 20-2 病案的诊断与鉴别诊断

给予丙种球蛋白冲击治疗,每次 10g,共 5 天;地塞米松 7.5mg 静脉滴注,7 天后逐渐减量,改为口服醋酸泼尼松片。患儿 CO_2 潴留,给予气管插管,持续呼吸机辅助呼吸。患儿存在营养不良风险,经鼻饲管给予肠内营养支持。患儿住院期间肺部感染较重,给予头孢哌酮钠舒巴坦钠、利奈唑胺、头孢他啶阿维巴坦等抗感染治疗。经 4 个月的治疗后,患儿癫痫发作次数显著减少,长程脑电图背景慢波,未见病理波发放。肺部感染控制,堵管并拔管。脑脊液生化、免疫球蛋白正常,血清、脑脊液自身免疫性脑炎及副肿瘤综合征系列抗体阴性。患者意识清楚,能说简单的词语,但是认知功能无明显改善。双侧瞳孔直接及间接对光反射正常,直径约 3.0mm,双侧角膜反射存在,四肢肌力 5 级、肌张力增高,四肢腱反射减弱,病理征阴性。出院时用药为:吡仑帕奈 2mg,每晚一次;氯硝西泮片 1mg,一天两次;苯巴比妥 60mg(早)、90mg(晚);托吡酯 50mg(早)、25mg(晚)。

最终诊断:惊厥性癫痫持续状态(自身免疫性相关可能性大)。

二、临床思维训练

(一) 判断是否为癫痫发作

1. 癫痫发作的概念   癫痫发作是由于大脑神经元过度或异常同步放电引起的短暂脑功能紊乱的症状。

2. 癫痫发作的特点   癫痫发作性症状具有反复性、发作性和刻板性。脑电图检查有癫痫样放电。

(二) 癫痫发作类型的判断

国际抗癫痫联盟(International League Against Epilepsy,ILAE)2017 年将癫痫发作重新分类为局灶性发作、全面性发作和不明起始部位发作,概述如下。

1. 局灶性起源(意识完整或意识障碍)

(1) 运动发作:自动症;失张力;阵挛;癫痫性痉挛;过度运动;肌阵挛;强直。

(2) 非运动发作:自主神经性发作;行为终止;认知性发作;情绪性发作;感觉性发作。

(3) 局灶进展为双侧强直-阵挛性发作。

2. 全面性起源

(1) 运动发作:强直-阵挛;阵挛;强直;肌阵挛;肌阵挛-强直-阵挛;肌阵挛-失张力;失张力;癫痫性痉挛。

(2) 非运动发作:典型失神;非典型失神;肌阵挛-失神;眼睑肌阵挛-失神。

3. 未知起源

(1) 运动发作:强直-阵挛;癫痫性痉挛。

(2) 非运动发作:行为终止。

(3) 不能分类。

(三) 癫痫发作频繁者,判断是否符合癫痫持续状态

2015 年 ILAE 分类和术语委员会给出癫痫持续状态的定义为:癫痫持续状态(status epilepticus,SE)是由癫痫发作自行终止机制失败或启动了引起痫性发作异常延长的机制而引起(T1 时间点)。这种状况可能导致长期的后果,如神经元死亡、神经损伤、神经网络改变(T2 时间点)。这取决于癫痫发作类型及持续时间,详见表 20-1。

表 20-1　不同类型癫痫持续状态的特征性时间点

SE 类型	发作异常延长导致 SE 的时间点（T1）	可能引起长期后果的时间点（T2）
强直-阵挛性 SE	5 分钟	30 分钟
局灶 SE 伴意识受损	10 分钟	>60 分钟
失神 SE	10~15 分钟	未知

惊厥性癫痫持续状态（convulsive status epilepticus，CSE）表现为持续的肢体强直、阵挛或强直-阵挛，并伴有意识障碍。传统定义将 CSE 发作持续时间限定为 30 分钟。考虑到 CSE 作为一种临床急症需要早期启动抗癫痫治疗，因此临床上普遍认为 CSE 的定义为：每次惊厥发作持续 5 分钟以上，或 2 次以上发作且发作间期意识未完全恢复。

2015 年 ILAE 分类和术语委员会对 SE 的分类的主要依据是运动症状和意识受损的程度，概述如下。

1. 有显著的运动症状

（1）惊厥性癫痫持续状态（强直-阵挛）。

1）全面惊厥性。

2）局灶起源双侧惊厥性。

3）不能判断局灶或全面。

（2）肌阵挛癫痫持续状态。

1）伴昏迷。

2）不伴昏迷。

（3）局灶运动性癫痫持续状态。

1）重复局灶运动性发作。

2）局灶性持续性癫痫。

3）旋转性持续状态。

4）眼阵挛持续状态。

5）发作性麻痹。

（4）强直性持续状态。

（5）过度运动持续状态。

2. 没有显著的运动症状

（1）伴昏迷。

（2）不伴昏迷。

1）全面性：典型失神持续状态；不典型失神持续状态；肌阵挛失神持续状态。

2）局灶性：意识未受损；失语持续状态；意识受损。

3）不能判断局灶或全面：自主神经持续状态。

（四）查找癫痫发作的病因，同时查找癫痫持续状态的诱因

2017 年 ILAE 将癫痫的病因分为 6 类，包括结构性、遗传性、感染性、代谢性、免疫性以及未知病因。

1. 结构性病因　结构异常是患者癫痫的基础。异常的根本原因可能是遗传性或获得性或两者均有。

2. 遗传性病因　由已知或者推测的基因突变直接导致,且发作是该疾病的核心症状。

3. 感染性病因　已知的感染性事件的直接结果,发作是核心的症状。感染性病因只针对癫痫患者,发生于急性感染期的,如脑膜炎或脑炎时的发作不归入感染性病因。

4. 代谢性病因　已知或推测的代谢性疾病直接导致癫痫,并且癫痫发作是该疾病的核心症状。大多数的代谢性癫痫都有遗传基础,但也有些可能是获得性的。

5. 免疫性病因　有中枢神经系统的自身免疫性炎症的证据。发作是由免疫性疾病直接导致的,并且是疾病的核心症状。

6. 未知病因　癫痫的病因不能确定。

各种病因导致的具有全面强直-阵挛性发作类型的癫痫均有可能出现 CSE。已诊断癫痫患者突然断药、睡眠严重缺失、发热、感染等可促发癫痫持续状态。新发难治性 CSE 病因不明确时,常考虑为感染性或自身免疫性病因。

（五）癫痫持续状态的救治原则

在给氧和生命体征监测下,应尽快终止癫痫发作。具体流程如下(图 20-3）:

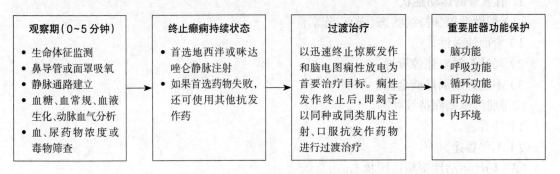

图 20-3　癫痫持续状态的救治原则

（邓艳春　江　文）

第二十一章

内科疾病神经系统并发症

病案　行为异常的老年男性

一、案例分析

【病史摘要】患者,男,58岁,因"精神行为异常1月余"入院。患者1个月前,无明显诱因出现行为异常,起初为上班时间不去工作,非工作时间外出,席地而睡,不思饮食,无明显情绪及性格改变,2周前无故旷工半个月被单位辞退,食欲缺乏,出现易激惹、辱骂家人等行为。1周前患者自行外出迷路,由家人找回。2天前再次走失,被警察发现后,送至我院急诊就诊。完善脑电图检查未见明显异常,以"精神行为异常待查"收住我科。病程中,患者无发热、上呼吸道感染病史,无疫苗接种史,无心慌胸闷,无腹痛腹泻,食欲睡眠不佳,大小便如常,近期体质量未监测。

既往史:既往高血压病史数年,口服药物不详,未规律监测血压;吸烟史40余年,约20支/日;饮酒史40余年,每天喝白酒约250g;否认"糖尿病、冠心病"等其他慢性疾病;否认"肝炎、结核"等传染病病史;否认重大手术及外伤史;预防接种史随社会;否认食物、药物过敏史。

【体格检查】体温36.6℃,血压134/68mmHg,脉搏89次/分。神志清楚,精神萎靡,时间、空间定向力差,记忆力减退,未引出幻觉、妄想,颈软,双侧瞳孔等大等圆,直径2.5mm,可及水平眼震,四肢肌力5级,肌张力正常,无不自主运动,肱二头肌反射、肱三头肌反射、膝反射对称引出,感觉系统查体不合作,双侧巴宾斯基征及等位征(-),克尼格征、布鲁津斯基征(-),双侧跟膝胫试验欠稳准,闭目难立征(+)。

【辅助检查】

（1）血常规及凝血功能:正常。

（2）生化全套:正常。

（3）甲状腺功能:正常。

（4）梅毒螺旋体抗体:阴性。

（5）血清维生素 B_{12}、叶酸水平:正常。

（6）自身抗体初筛:抗SmD1抗体阳性。

（7）脑脊液常规:无色透明,白细胞计数 $2 \times 10^6/L$,红细胞计数 $10 \times 10^6/L$。

（8）脑脊液生化:氯化物122.6mmol/L(120~132mmol/L),糖定量3.52mmol/L(2.50~4.50mmol/L),腺苷脱氨酶0U/L(0~25U/L),总蛋白290mg/L(150~450mg/L)。

（9）脑脊液自身免疫性脑病相关抗体筛查:均为阴性。

（10）水溶性维生素检测:维生素 B_1 0.25ng/mL(2.40~9.02ng/mL)。

（11）脑MRI:中脑、第三脑室周围对称性高 T_2 信号灶。

（12）脑电图：大致正常。

【定位诊断思路】（图 21-1）

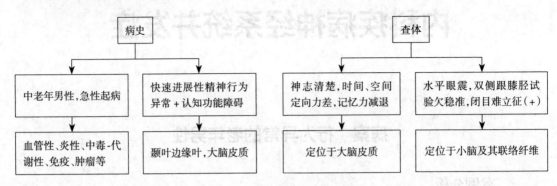

图 21-1　病案的定位诊断思路

【定性诊断与鉴别诊断】（图 21-2）

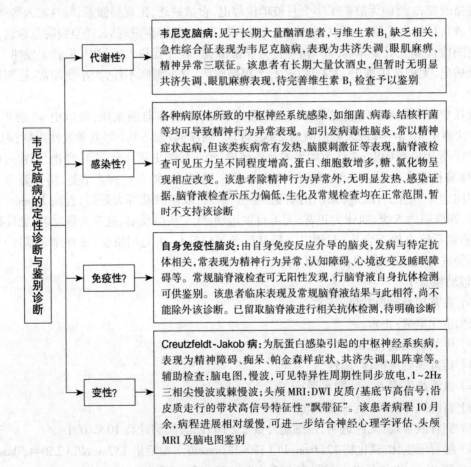

图 21-2　病案的定性诊断与鉴别诊断

【最终诊断】患者为中老年男性，有引起维生素 B_1 缺乏的长期酗酒史，临床表现为精神行为异常，入院查血清维生素 B_1 明显降低，头颅 MRI 可见中脑及第三脑室周围对称性高 T_2 信号,并除外其他引起精神障碍的器质性疾病,故患者明确诊断韦尼克脑病。给予补充维生素 B_1(100mg,肌内注射,1 次/日),此外,给予小剂量抗精神病药物及改善认知等治疗,患者精神症状有所改善,好转出院。

最终诊断:韦尼克脑病。

二、临床思维训练

(一)韦尼克脑病的病因

韦尼克脑病(Wernicke's encephalopathy,WE)在 1881 年由 Carl Wernicke 首先报道,是一种因维生素 B_1 缺乏引起的严重中枢神经系统代谢性脑病。维生素 B_1 是一种必须从食物中获得的水溶性维生素,且既不能在体内合成,也不能被大量储存,进入人体的维生素 B_1 约 80% 为焦磷酸硫胺素(TPP),参与糖代谢。

任何影响维生素 B_1 的吸收或导致其大量丢失的疾病均可引发韦尼克脑病,韦尼克脑病主要分为两类:酒精依赖性,见于长期酗酒的患者;非酒精依赖性,病因包括妊娠剧吐以及各种原因导致的反复呕吐、急性胰腺炎、长期胃肠外营养、消化道疾病及手术、恶性肿瘤、肾衰竭血液透析、肾病综合征、艾滋病、氟尿嘧啶化疗、神经性厌食、肝功能异常、恶性贫血、甲状腺功能亢进、造血干细胞移植等。

维生素 B_1 缺乏所引起的脑损害机制尚未完全明了,目前有几种解释:①脑能量代谢减少;②局部乳酸中毒;③谷氨酸兴奋毒性作用,早期组胺释放在 WE 中对谷氨酸受体亚类受体介导的兴奋毒性神经细胞死亡起重要作用;④血脑屏障破坏最终导致 WE。

(二)韦尼克脑病的临床表现

本病急性或亚急性起病,可出现典型的"三联征"。但 WE 常以某一个或两个临床表现为主的形式出现,仅有 10.0%~16.5% 的患者表现特征性三联征。主要临床表现如下:

(1)眼征:包括水平性和垂直性眼球震颤,外直肌麻痹,双眼同向凝视麻痹,眼睑下垂、视乳头水肿、瞳孔不等大、视网膜出血,一般联合出现。以上症状由脑干病变引起,即涉及脑桥和中脑上端的动眼神经核和眼运动中枢。

(2)躯干性共济失调:主要表现为步态和姿势的改变,站立、行走困难,而肢体性共济失调和意向性震颤相对少见。共济失调与小脑上蚓部的神经元脱失有关。

(3)精神及意识障碍:最常见的是完全精神混乱状态,表现为淡漠、注意力不集中和对周围环境不关心,定向力障碍。急性期言语可能增多,或以反应迟钝和紧张为最早的表现,且可能是本病的唯一临床特点。嗜睡常见,但很少以木僵和昏迷起病。然而,若早期症状未被识别和治疗,意识障碍就会加重,出现木僵和昏迷,甚至在一两周内死亡。意识受损与第三脑室及导水管周围灰质受损波及脑干网状激活结构有关。

(4)Wernicke-Korsakoff 综合征:若治疗不及时,往往进展为 Wernicke-Korsakoff 综合征。表现为记忆力减退、定向力障碍、幻觉、妄想、虚构等。记忆力障碍与间脑病变特别是丘脑的背内侧核团的损害有关。记忆障碍以近期记忆损伤更为严重,与边缘系统和脑干上行网状结构交界处的乳头体受损有关。

(5)其他:可见多发性神经病变,以双下肢为主;偶出现视力下降和耳鸣,可能因病变累及中脑顶盖的上、下丘;有报道 WE 伴随痫性发作。

(三)韦尼克脑病的影像学特征

头颅 MRI 是 WE 的首选影像学检查方法。WE 具有特定的发病部位,故 MRI 表现具有特征性。WE 病理学研究显示脑部的受累范围与 MRI 显示的病灶范围大致相同。主要表现为乳头体、第三脑室、丘脑中背侧核、中脑导水管周围区域、大脑皮质、白质、壳核、尾状核、红核、小脑齿状核、皮质、中脑顶盖及下脑桥等多部位损害的对称性异常信号影。T_1WI 呈低信号，T_2WI、FLAIR 呈高信号，急性期由于血脑屏障破坏病灶可强化。由于 WE 系大脑多部位损害，临床表现多样化。急性期可发现乳头体的增强信号，慢性期则表现为乳头体的萎缩。

由于 WE 的病理特点，常规 MRI 只能反映组织总含水量的变化，而弥散加权像（DWI）对水分子的弥散运动十分敏感，水分子弥散障碍导致 DWI 表现为高信号影；亚急性期或晚期时，血脑屏障及组织细胞膜破坏，血管源性水肿占优势，组织总含水量增加，常规 MRI 逐渐出现异常信号影，信号强度随时间延长逐渐增强。此外，DWI 在显示神经元有无可逆性损害和鉴别细胞毒性细胞水肿方面比常规 T_1WI、T_2WI 更敏感。表观弥散系数（ADC）能鉴别细胞毒性水肿及血管源性水肿。在 DWI 上，急性期 WE 病灶区域呈高信号，ADC 明显下降，经治疗后病灶可缩小或消失，ADC 值可升高，通过对 DWI 的动态观察和定量分析，可对区别可逆性和不可逆性的脑组织损伤、估计预后提供帮助。但依据 MRI 的诊断也存在一定的局限性，MRI 正常时也不能排除 WE，需结合临床表现考虑。

（四）韦尼克脑病的治疗及预后

韦尼克脑病是一种神经科急症，一旦确诊，甚至仅在轻度怀疑该病时，即需要立即通过胃肠外应用大剂量维生素 B_1 治疗。早期治疗对康复和阻止永久性的神经功能缺陷十分重要。细胞死亡达到一定程度，神经功能缺陷将是不可逆的。目前尚无来自临床试验的证据指导治疗剂量、频次、给药途径及治疗持续时间。补充维生素 B_1 一定要剂量充足且及时，静脉应用效果最佳，其次是肌内注射，口服效果较差。重症者给予 100~200mg/d，静脉注射，在开始的 12 小时内静脉滴注维生素 B_1 安全量可达 1g，或给予 200~400mg/d，肌内注射；1~2 周后改为 60mg/d，口服。同时注意平衡饮食，应补充其他 B 族维生素，切勿在应用维生素 B_1 治疗前使用大量的葡萄糖和肾上腺皮质激素。因为前者能使丙酮酸氧化脱羧反应减慢，维生素 B_1 耗尽，导致患者意识障碍加深；后者可阻碍丙酮酸氧化，使病情进一步恶化。眼部症状最易恢复，可于治疗后数小时至数天内好转；精神症状效果差，需要小剂量抗精神病药控制。眼颤、共济失调改善不完全，常留有步态不稳，这也表明 WE 存在着不可逆的神经病理变化。

（刘春风　毛成洁）

第二十二章

神经系统疾病的康复

病案 右肢不利索的王婆婆

一、案例分析

【病史摘要】患者,女,68岁,退休工人,因"右侧肢体活动不利4月余"入院。患者4个月前无明显诱因突发右侧肢体活动不利伴言语含糊,第2天就诊当地医院,查头颅CT示左侧大脑散在低密度病灶,急诊诊断"脑梗死",入院后经过治疗,病情平稳出院。患者目前仍有右侧肢体活动不利,右手协调性差,握笔写字动作笨拙;进食饮水偶呛咳;说话不流利,命名障碍,复杂指令不能完成;如厕、穿衣、洗澡需辅助,需搀扶下步行,步行时安全性和稳定性差,为进一步康复治疗,拟"脑梗死亚急性期"收入康复专科医院。本次发病以来,食欲略差,夜眠可,大小便可。与4个月前相比,体质量下降1kg。

既往有高血压病史10余年,最高血压为200/110mmHg。近期每日清晨口服苯磺酸氨氯地平5mg,血压控制尚可,血压波动在130~150/80~100mmHg。否认心房纤颤、糖尿病、特殊疾病史和特殊用药史,否认毒物接触史,否认相关家族史。

【体格检查】T 36.2℃,P 76次/分,R 19次/分,BP 150/90mmHg,神清,精神可,查体合作。自发言语不流畅,实词较少,短句为主,简单对答,命名障碍,可简单书写,但不能成句。言语略含糊,尚能分辨。记忆力、理解力、定向力可,计算力减退。双侧眼球各向运动正常,眼震(-),双侧瞳孔等大等圆,直径3.0mm,对光反射灵敏。右侧鼻唇沟稍浅,伸舌右偏,咽反射存在。徒手肌力测试(MMT):右侧肩前屈3$^+$级,伸肘肌3级,屈肘肌3$^+$级,腕背伸3级,屈指肌3级,屈髋肌3$^+$级,伸膝肌3$^+$级,踝背屈2级,趾屈肌2级;左侧肢体肌力5级。改良Ashworth痉挛评定量表(MAS)评估肌张力:右侧屈肘肌群1$^+$级,屈腕、屈指肌群1级,右下肢和左侧肢体肌张力未见异常。右侧肱二头肌腱反射(+++)、肱三头肌腱反射(+++),左侧肱二头肌腱反射(++)、肱三头肌腱反射(++),右侧股四头肌腱反射(+++),左侧股四头肌腱反射(++),右侧踝反射(+++),左侧踝反射(++)。感觉:右侧面部及肢体深感觉、浅感觉较对侧稍减退。右侧指鼻及跟膝胫试验完成准确性及速度欠佳,左侧指鼻试验、跟膝胫试验稳准。右侧巴宾斯基征(+),左侧巴宾斯基征(-)。右侧偏瘫肢体运动功能评定:右上肢Ⅳ期,右手Ⅴ期,右下肢Ⅳ期。洼田饮水试验2级,反复唾液吞咽试验(+),摄食吞咽评定7级(三餐均经口进食)。非语言性神经心理测验(NLCA):60/80分。西方失语症成套测验(WAB):失语商47.7/100分。三级平衡测试法:坐位平衡3级,立位平衡1级。Berg平衡评定量表44分。5次坐立试验(FTSST):32秒。改良Barthel指数:68分,中度日常生活能力受限。右利手。

【实验室和影像学检查】

1. **实验室检查** 甘油三酯2.15mmol/L,余检查未见异常。

2. **影像学检查**   头颅 MRI+MRA：左侧额、颞、顶叶异常信号，T_1WI（A）呈不规则稍低信号，T_2WI（B）呈稍高信号，FLAIR（C）呈高信号；MRA（D）示左侧颈内动脉，左侧后交通动脉未见显示，左侧大脑中动脉由大脑前交通动脉代偿性供血，明显变细，终末分支减少（图 22-1）。心电图：窦性心律，T 波改变（aVL 低平）。颈、椎动脉超声：双侧颈动脉内膜毛糙伴粥样斑块形成，双侧椎动脉内膜毛糙。

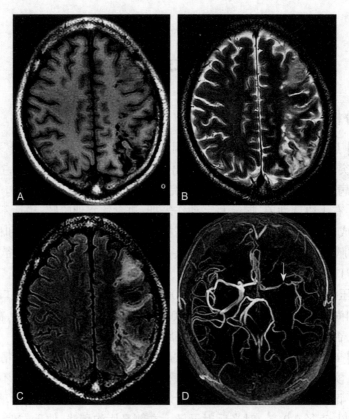

图 22-1   病案患者的头颅 MRI+MRA

【影像诊断】
左侧大脑半球脑梗死，左侧颈内动脉闭塞并形成侧支循环。
【初步诊断】
1. **临床诊断**   脑梗死亚急性期（定位：左侧额颞顶区；定性：缺血性，左侧颈内动脉闭塞）；高血压病 3 级（很高危）。
2. **功能诊断**   右侧肢体运动功能障碍；右侧肢体感觉功能障碍；平衡功能障碍；语言功能障碍（不完全性运动性失语）；认知功能障碍；日常生活活动中度依赖。
本例患者在国际功能、残疾、健康分类（ICF）模式框架下的评估，见图 22-2。
【康复目标的制订及治疗方案】
患者入院后在开展规范化卒中二级预防治疗的基础上，开展康复评估和治疗。在 ICF 框架下，整合主、客观方面信息，结合患者的疾病特点、兴趣爱好，经由康复医师、物理治疗师、作业治疗师、言语治疗师和护士等人员组成的小组讨论，制订合理、可实现的远期目标和近期目标（图 22-3）。

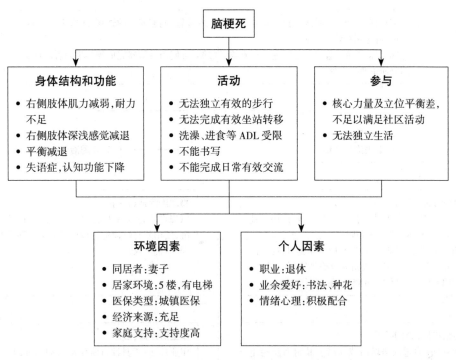

图 22-2　病案 ICF 模式框架下的评估

末期评定和小组会讨论,患者此次出院康复目标达成,根据患者现阶段的功能状况,给予家庭康复指导。

二、临床思维训练

(一) 脑梗死后大脑的可塑性机制

脑的可塑性通常分为结构可塑性和功能可塑性。结构可塑是指大脑内部的突触与神经元之间的连接可以由于学习和经验的影响建立新的神经环路,从而影响个体的行为。功能可塑主要表现为功能重组、潜伏神经通路的启用及神经联系效率的增强。

(二) 脑卒中的康复流程

各级医疗机构与卫生行政主管部门共同参与建立完整的脑卒中三级康复网络(图 22-4)。目前该患者的康复治疗为二级康复向三级康复过渡,目标是尽可能使者受损的功能达到最大程度改善,以便回归社区或家庭(图 22-4)。

(三) 脑卒中患者的上肢功能评估

上肢运动功能损害是脑卒中常见的后遗症,在日常活动中上肢的活动参与发挥着重要的作用。根据患者的不同情况,采用标准化、有效的评定方法,找出患者的不足之处,制订具有针对性的个性化治疗方案(表 22-1)。

1. 询问法　通过开放式的面谈或者问卷来询问患者功能状况。

2. 观察法　治疗师观察患者的功能活动,评定其实际活动能力。

3. 量表评估法　治疗师根据患者情况选择适合的标准参照评估量表检测患者的功能活动。

远期目标(4周):使用四脚拐独立完成居家室内步行,能够安全的转移,居家生活基本自理,可达到有效的日常沟通
近期目标(2周):监护下可穿脱所有衣物及如厕,可使用握笔器完成硬笔书写,能理解部分简单两步指令

1~2周治疗计划

3~4周治疗计划

物理治疗师(PT):
坐站转移训练:可调节坐位的高度,或者使用功能性电刺激(FES)进行辅助训练
平衡训练:根据平衡训练的原则,由易到难,提高患者立位平衡能力,能完成站立位模拟穿脱衣裤,或者使用平衡训练测试仪训练自动态平衡功能

物理治疗师(PT):
以患者步行训练为主,可在平行杠内支撑、迈步训练,使用外骨骼设备行步行辅助训练和平衡适应性训练(椭圆仪)

作业治疗师(OT):
作业疗法:通过汉诺塔游戏提高上肢耐力及稳定性;ADL穿脱衣物、模拟如厕
手功能训练:手指灵活性训练:辅助筷夹模拟食物;握笔器及凹槽字帖辅助写字
文体训练:八段锦
体感游戏训练:立位平衡训练、上肢活动度训练
强制性运动疗法:病房延续,由家属及护士督促患者在病房内使用上肢活动(如用右手使用勺子及扣纽扣)

作业治疗师(OT):
作业疗法:工具性日常生活活动训练,双手铲石子模拟种花,双手配合系鞋带、扣纽扣
强制性运动疗法手功能训练:筷子的使用;书写及绘画
文体训练:二十四式简化太极拳
体感训练:自动态平衡训练,上肢协调及耐力训练

言语语言治疗师(ST):
表达功能训练:语义特征分析法(SFA)训练、句子复述训练
听理解训练:听理解短句训练、执行一步指令
认知功能训练:卡片记忆训练、位置记忆训练

言语语言治疗师(ST):
表达功能训练:反应扩充疗法(RET)训练、造句训练
听理解训练:听短文回答问题、执行两步指令
认知功能训练:短文记忆、辅助记忆策略使用

中医治疗:
1~4周中医治疗,采用口服中药、针刺、艾灸、推拿、中药外用熏洗等相结合的方法,整体改善患者运动、感觉、平衡、言语及认知功能障碍等

中医治疗:
该患者为脑梗死恢复期,2周内和3~4周的中医治疗方法相同,都是采用口服中药、针刺(包括体针、头针、电针)、艾灸、推拿、中药外用熏洗等方法整体改善患者运动、感觉、言语及认知障碍,根据患者的反应和治疗效果调整具体治疗方案

图22-3　病案康复目标的制订及治疗方案

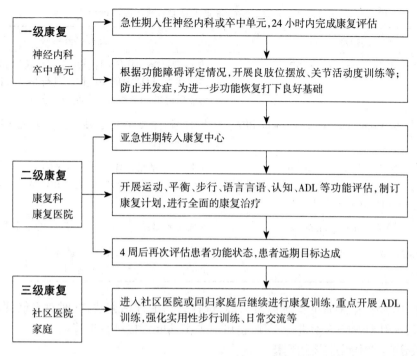

图 22-4　脑卒中的康复流程

表 22-1　常用上肢功能评估量表及其主要评估内容

量表	主要评估内容
偏瘫手指功能评定表 Fugl-Meyer 运动功能评定量表 Brunnstrom 评定量表 上田敏评定表	此类型评估注重患者的肢体运动能力,主要用于评估患者上肢的运动能力等级
BBT(block and best test) 九孔柱测试 普渡钉板手功能测试	此类型评估注重患者手部灵活协调能力,主要适用于手功能较好但协调能力欠佳的患者
偏瘫上肢功能测试(FTHUE-HK) Brunnstrom 偏瘫手功能分级 Wolf 运动功能测试	此类型评估注重患者肢体的实用性,主要用于评估患者上肢对活动的参与能力

(四)脑卒中患者平衡功能评估

平衡功能障碍是脑卒中患者临床常见的障碍之一,影响患者的日常活动、步行功能,且与跌倒风险密切相关。随着物理治疗的发展,越来越多的平衡评估方法被应用于临床,也被证实有较高的临床信度和效度。平衡功能的精准评估,有利于制订个性化的治疗方案(表 22-2)。

1. 观察法　观察患者在完成功能性活动,如坐、站以及步行过程中是否存在跌倒风险,询问患者的自我感觉以及是否有跌倒史。

2. 量表评估法　临床常用,不限于以下量表。

3. 仪器评估法　常用 Balance Master 或者 Prokin 等仪器设备对患者平衡能力进行定量分析,可分析患者的稳定极限、影响平衡的"感觉三联"的比例。

表 22-2 常用平衡功能评估量表及其主要评估内容

量表	主要评估内容
Berg 平衡量表（Berg balance scale，BBS）	共 14 项内容，侧重于评估患者保持位置和进行姿势调整的能力，每项根据完成情况进行 0~4 分评分；但对于功能较好的患者存在"天花板"效应
Brunel 平衡量表（Brunel balance assessment，BBA）	共 12 项，主要评估坐、站、走 3 个功能维度，通过计 1 分，不通过计 0 分
平衡评定系统测试（balance evaluation systems test，BESTest）/简易平衡评定系统测试（mini-balance evaluation systems test，mini-BESTest）	在 BBS 的基础上增加了对平衡策略、本体感觉干扰、步行技巧方面的评估，避免了 BBS 的"天花板"效应
起立-行走计时测试（time-up and go）	评估患者坐站、步行、转身活动中的平衡能力
国际跌倒风险量表（falls efficacy scale-international，FES-I）	患者自评共 16 项，常见居家、社区生活中患者对于跌倒的担心，得分越高患者越担心

临床中，需要根据患者的情况以及目标，选择合适的评估方法，同时对平衡评估的影响因素进行分析，可针对影响因素进行干预，也可对平衡功能直接进行训练。

（五）失语症的预后及影响因素

所有的失语症患者均有提高其沟通交流能力的可能。有很多因素会影响失语症的自发恢复，如下所述。

1. 脑卒中或其他神经源性病因的病程。
2. 病灶周围未受损组织数量。
3. 健康状况，血糖调节状况，休息、锻炼或健身，营养、水和电解质平衡情况。
4. 康复欲望（内在和外在）。
5. 发病前认知水平。
6. 发病前学习技能。
7. 教育背景、职业背景。
8. 优秀临床失语症专家的介入。
9. 在合适时间言语语言治疗介入的质量、类型和频率。
10. 接受整体康复计划。
11. 社会心理支持。
12. 对自身缺陷的认识。
13. 独立使用代偿性和自我提示策略能力。
14. 独立生活或者独立生活背景。
15. 接受特定的认知语言任务的可激励性。
16. 愿意参与并练习代偿性策略。
17. 执行能力、记忆力、注意力、判断力、应对技能。
18. 自尊。
19. 职业和业余爱好。
20. 对挫败感的忍受。
21. 愤怒管理策略。

　　已证实的预后影响因素包括年龄、病灶大小、双侧大脑损伤、皮质下白质和皮质组织的损伤、昏迷时间(如果存在)、伴随记忆和注意力缺陷、抑郁、精神疾患、酗酒(过去及现在)、药物或其他物质滥用(过去及现在)。

　　其他影响因素包括损伤位置、积极的和/或消极的药物等。值得注意的是,任何个人都有可能不受上述因素影响,而且这些影响因素都不是互相独立的。

　　附:本章中英文名词对照表(表 22-3)。

表 22-3　本章中英文名词对照表

MMT	manual muscle test	徒手肌力测试
MAS	modified Ashworth scale	改良 Ashworth 痉挛评定量表
ICF	international classification of functioning	国际功能、残疾、健康分类
PT	physical therapy	物理治疗师
OT	occupational therapy	作业治疗师
ST	speech language therapy	言语语言治疗师
FES	functional electrical stimulation	功能性电刺激
SFA	semantic feature analysis	语义特征分析法
NLCA	non-language-based cognitive assessment	非语言性神经心理测验
WAB	western aphasia battery	西方失语症成套测验
FTSST	five-times-sit-to-stand-test	5 次坐立试验
IADL	instrumental activity of daily living	工具性日常生活活动
RET	response elaboration training	反应扩充疗法

(靳令经　刘玲玉　张林果)

参 考 文 献

［1］王伟,罗本燕.神经病学［M］.4版.北京:人民卫生出版社,2023.

［2］WILLIAM JPOWERS. Acute ischemic stroke［J］. N Engl J Med,2020,383（3）:252-260.

［3］KONDZIELLA D,BENDER A,DISERENS K,et al. European Academy of Neurology guideline on the diagnosis of coma and other disorders of consciousness［J］. Eur J Neurol,2020,27（5）: 741-756.

［4］LLORENS F,VILLAR-PIQUÉ A,HERMANN P,et al. Diagnostic Accuracy of Prion Disease Biomarkers in Iatrogenic Creutzfeldt-Jakob Disease［J］. Biomolecules,2020,10（2）:290.

［5］MA Y,MA J. Immunotherapy against Prion Disease［J］. Pathogens,2020,9（3）:216.

［6］黄德晖,吴卫平,胡学强,等.中国视神经脊髓炎谱系疾病诊断与治疗指南（2021版）［J］. 中国神经免疫学和神经病学杂志,2021,28（6）:14.

［7］PAPP V,MAGYARI M,AKTAS O,et al. Worldwide incidence and prevalence of neuromyelitis optica:a systematic review［J］. Neurology,2021,96（2）:59-77.

［8］SEERY N,BUTZKUEVEN H,O'Brien T J,et al. Contemporary advances in anti-NMDAR antibody（Ab）-mediated encephalitis［J］. Autoimmun Rev,2022,21（4）:103057.

［9］ABBOUD H,PROBASCO J C,IRANI S,et al. Autoimmune encephalitis:proposed best practice recommendations for diagnosis and acute management［J］. J Neurol Neurosurg Psychiatry, 2021,92（7）:757-768.

［10］中华医学会神经病学分会帕金森病及运动障碍学组,中国医师协会神经内科医师分会帕金森病及运动障碍学组.中国帕金森病治疗指南(第4版)［J］.中华神经科杂志,2020, 53（12）:973-986.

［11］中华医学会神经病学分会帕金森病及运动障碍学组,中国医师协会神经内科医师分会帕金森病及运动障碍学组.中国原发性震颤的诊断和治疗指南（2020）［J］.中华神经科杂志,2020,53（12）:987-995.

［12］ASHINA S,MITSIKOSTAS D D,LEE M J,et al. Tension-type headache［J］. Nat Rev Dis Primers,2021,7（1）:24.

［13］中华医学会神经病学分会肌萎缩侧索硬化协作组.肌萎缩侧索硬化诊断和治疗中国专家共识 2022［J］.中华神经科杂志,2022,55（6）:581-588.

［14］常婷.中国重症肌无力诊断和治疗指南（2020版）［J］.中国神经免疫学和神经病学杂志, 2021,28（01）:1-12.

［15］LOEHRER P A,ZIEGER L,SIMON O J. Update on paraneoplastic cerebellar degeneration［J］. Brain Sci,2021,11（11）:1414.

［16］GRAUS F,VOGRIG A,MUÑIZ-CASTRILLO S,et al. Updated diagnostic criteria for paraneoplastic neurologic syndromes ［J］. Neurol Neuroimmunol Neuroinflflamm,2021,8(4): e1014.

［17］ZHONG W,YUAN Y,GU X,et al. Neuropsychological deficits chronically developed after focal ischemic stroke and beneficial effects of pharmacological hypothermia in the mouse ［J］. Aging Dis,2020,11(1):1-16.

［18］AGUIAR RP,SOARES LM,MEYER E,et al. Activation of 5-HT1A postsynaptic receptors by NLX-101 results in functional recovery and an increase in neuroplasticity in mice with brain ischemia ［J］. Prog Neuropsychopharmacol Biol Psychiatry,2020,99:109832.

［19］中华医学会神经病学分会睡眠障碍学组.中国发作性睡病诊断与治疗指南(2022版)［J］.中华神经科杂志,2022,55(5):406-420.

［20］杨继鲜,周心连,杨云凤,等.新发难治性癫痫持续状态研究进展［J］.中华神经科杂志,2021,54(6):607-611.

［21］KOHNKE S,MEEK C L. Don't seek,don't find:the diagnostic challenge of Wernicke's encephalopathy ［J］. Ann Clin Biochem,2021,58(1):38-46.